D1755189

Eleonore von Rotenhan

Paradies im Niemandsland

Alzheimer
Eine literarische Annäherung

RADIUS

Eleonore von Rotenhan, 1939 in Hirschberg/Schlesien geboren. 1963 Diplom für Sozialwirte an der Universität Erlangen-Nürnberg. Verschiedene Tätigkeiten und Leitungsfunktionen in der Sozialarbeit und im Sozialmanagement von 1965 bis 1999. 1989 bis 1993 nach einer längeren Begleitung der verwirrten Mutter Gründungsvorsitzende der Deutschen Alzheimer Gesellschaft. Ausbildung als Exerzitienleiterin bei der Gruppe für Ignatianische Spiritualität des Jesuiten-Ordens (GIS); verschiedene Ehrenämter in der Evangelischen Kirche, u. a. als Präsidentin des Deutschen Evangelischen Kirchentages 1987 in Frankfurt und als Mitglied des Rates der EKD.

ISBN 978-3-87173-341-3
Copyright © 2009 by RADIUS-Verlag GmbH Stuttgart
Alle Rechte der Verbreitung, auch durch Film, Funk, Fernsehen,
fotomechanische Wiedergabe, Tonträger jeder Art,
auszugsweisen Nachdruck oder Einspeicherung
und Rückgewinnung in Datenverarbeitungsanlagen aller Art
sind vorbehalten.
Umschlag: André Baumeister
Gesamtherstellung: Offizin Scheufele, Stuttgart
Printed in Germany

Gewidmet ist dieses Buch den Mitbegründerinnen und Mitbegründern der Deutschen Alzheimer Gesellschaft im Jahr 1989, die es gewagt haben, ihre eigenen Erfahrungen und Erlebnisse mit Alzheimer-Kranken der Öffentlichkeit mitzuteilen, und so dazu beigetragen haben, dass man heute über diese Krankheit offen reden kann. Gewidmet ist es auch allen denen, die meine Mutter in ihren letzten Lebensjahren begleitet haben.

Vorwort

Alles Ding hat seine Zeit. Vor zwanzig Jahren – 1989 – gründeten betroffene Angehörige, Pflegerinnen, Pfleger und Ärzte die Deutsche Alzheimer Gesellschaft e.V. Das Ziel war, die Öffentlichkeit über die Alzheimer-Krankheit und das, was man damals darüber wusste, aufzuklären, für Angehörige Hilfen zu schaffen und die Politik darauf aufmerksam zu machen, dass sich auch die Gesellschaft der Bundesrepublik Deutschland einem immer größer werdenden Problem nähert. Schon damals sprach man von ungefähr 1,5 Millionen von der Alzheimer-Krankheit oder anderen Hirnleistungsschwächen betroffenen Kranken.

Seit dieser Zeit ist viel geschehen. Heute kann man, ohne sich schämen zu müssen, über die Verwirrtheit und Desorientierung von Angehörigen und Freunden reden. Ein Fülle von Fachbüchern ist erschienen, Betroffene berichten von ihren ganz persönlichen Erfahrungen und Erlebnissen mit Alzheimer-Kranken. Unser Land ist voll vom stillen Heldentum hunderttausender von Menschen, die voller Aufopferung ihre betroffenen Angehörigen oder Betreuten zu Hause, in Heimen oder Krankenhäusern versorgen und begleiten. Auch der Staat und die beiden großen Kirchen haben viel getan, um die Pflegesituation für Angehörige und Kranke zu verbessern, denn auch ein behinderter Mensch habe, so sagen sie, eine Würde.

Aber: Ich beobachte auch, dass die Alzheimer-Kranken immer mehr zu einem reinen Forschungsgegenstand werden, mit dem sich wissenschaftliche Ehre und Milliarden von Euros und Dollars gewinnen lassen. Eine Illusion wird so erzeugt, als sei das Problem erledigt, wenn es gelänge, die vom Verstand verlassene leere Hülle wieder mit Erinnerung und Sprache zu füllen, um so etwas wie ein ewiges Leben in voller Schaffenskraft zu erreichen. Alzheimer-Kranke sind zu Dementen geworden, also zu Wesen ohne Gehirn, die nichts mehr selber leisten können und viel Geld kosten. Neuerdings wird sogar wieder einmal behauptet, Demenz sei eine Strafe für etwas Böses, das man einfach verdrängt hat und dessen sich die Kranken zu schämen hätten.

Alles Ding hat seine Zeit. Jetzt, so meine ich, müssen wir dringend einen Perspektivenwechsel vollziehen, und ich bin froh, dass an manchen Orten bereits von einer neuen Kultur des Umgangs mit den Kranken gesprochen wird. Nicht mehr nur ihre Pflegesituation muss angeschaut werden, sondern vor allem auch das, was in ihnen vorgeht und welche Bedürfnisse diese Menschen haben. Sie werden ja nicht einfach, auch am Ende ihres Lebens nicht, zu von Verstand, Sprache und Persönlichkeit geleerten Hülsen, sondern haben nach wie vor noch große Erlebnis- und Entwicklungsmöglichkeiten und eine intakte Emotionalität. Über den Kontakt mit Tieren, über Musik und angewandte Kunst, insbesondere über expressives Malen, erwerben sie ganz neue Möglichkeiten einer intensiven Begegnung mit ihrer Umwelt und scheinen glücklich zu sein – anders als ihre Angehörigen und Freunde, die meist nur den Verlust sehen. Ausgehend von eigenen Erfahrungen in der Meditation und Kontemplation, der Imagination und dem katathymen Bilderleben, wo immer auch Schweigen und Denken reduziert sein sollten, darf man wohl vermuten, dass Alzheimer-Kranke so etwas wie mystische Erfahrungen haben. Selbst wenn das nur Endorphine verursachen sollten – na und?

Wissenschaftlich exakt nachweisen und in Sach- und Fachbüchern beschreiben lässt sich das bisher noch nicht. Aber ich hoffe, dass die von mir gewählte Form einer literarischen Annäherung den Perspektivenwechsel ahnen lässt, von dem ich meine, dass er an der Zeit ist. Hier erleben zwei Menschen auf dem Hintergrund einer tiefen Zuneigung, dass sich, wenn man beobachtet, hinhört und schweigt, etwas Wunderbares entschleiert. Diejenige, die noch sprechen kann, nimmt wahr, dass ihr Alzheimer-Kranker möglicherweise Erfahrungen macht, die jenseits von rationaler Erkenntnis und Wahrnehmung liegen, dass er eine fast archaische Beziehung zu seiner Katze Lea aufbaut und dass er mit Hilfe einer jungen Malerin zu ganz neuen und sehr expressiven Ausdrucksmöglichkeiten findet.

Die Alzheimer-Krankheit ist keine Krankheit zum Tode, aber sie endet mit ihm. Dürfen wir Christenmenschen, die wir so viel von Auferstehung und Ewigkeit reden und so wunderschöne Lider singen wie das von Gerhard Tersteegen »O Ewigkeit, o schöne, mein Herz an Dich gewöhne, mein Heim ist nicht von dieser Zeit« nicht endlich die Scheu vor der Ahnung verlieren, dass das Sterben nicht nur ein medizinisches Problem ist, sondern dass gerade Alzheimer-Kranke bereits etwas von dieser schönen Ewigkeit erfahren?

Ich bin dankbar und glücklich über die vielen Gespräche mit betroffenen Angehörigen, langjährigen Pflegerinnen, Ärzten, Kunsttherapeuten, Tierärztinnen, Theologen, Hospizseelsorgerinnen, geistlichen Begleitern und Begleiterinnen und Unruheständlern, die das Entstehen dieser literarischen Annäherung kritisch und meist wohlwollend begleitet haben und mir zu einer eigenen Klarheit verholfen haben. Insbesondere danke ich Alois Berger SJ, Professor Dr. jur. Helmut Engler, Dr. med. Gustava Everding, Michael Ganß, Olga Gebhardt, Professor Dr. med. Hans Lauter, Margit Linn, Dr. rer. nat. Hans Rebstock, Hanna Roßberger, Dr. med. vet. Eva Rossius, Maria Judith Tappeiner CS, Else Natalie Warns, Gisela und Hartmut Weber.

München, 21. Juni 2009 *Eleonore von Rotenhan*

Gespenster an einem Sommertag

Es war ein heißer sommerlicher Föhntag.

»Ist irgendetwas mit Herrn Börner?«, fragte die Verkäuferin in dem kleinen Gemüseladen gegenüber von Jörgs Haus. Sie sagte es fast gleichgültig, aber das war so ihre Art, wenn sie etwas glühend interessierte.

Barbara erschrak. »Wieso?«

»Vorhin stand ein Polizeiauto vor seiner Haustür. Angeblich wurde er nach Hause gebracht, hat Ihre Nachbarin gesagt.«

»Und?«

»Er ist allein in das Haus gegangen und hat den Polizisten zugewinkt.«

Barbara beeilte sich zu zahlen. Irgendetwas stimmte nicht, aber was? Jörg kannte viele Menschen, aber er hatte ihr noch nie erzählt, dass er auch Bekannte bei der Polizei hatte.

»Es wird schon nichts Schlimmes sein. Vielleicht ist es ihm ja einfach zu heiß gewesen, um zu Fuß nach Hause zu gehen«, sagte die Verkäuferin.

Barbara packte in Eile ihr Eingekauftes ein und zwang sich, einigermaßen ruhig über die Straße und zu Jörgs Haus zu gehen. Hier draußen, am südwestlichen Stadtrand von München, kannte man sich noch untereinander, und so ein Ereignis, dass jemand mit dem Polizeiauto nach Hause fuhr, erregte natürlich alle Klatschtanten der Umgebung.

Jörg war hier aufgewachsen, alte Menschen konnten sich noch an seinen Vater, den Herrn Doktor, erinnern.

Der musste ein guter Hausarzt gewesen sein, der nicht nur mit Medikamenten heilte, sondern vor allem auch durch seine Kenntnisse der jeweiligen Familiensituation seiner Patienten. Als der Vater gestorben war, zog Jörg mit seiner Familie – die beiden Kinder, Christine und Peter, waren damals fünf und drei Jahre alt – in das Haus, in dem noch seine Mutter im Erdgeschoss wohnte.

Jörg saß in seinem Lehnstuhl am Fenster und las Zeitung.

»War irgendetwas?«, fragte sie.

»Was soll gewesen sein?«, antwortete er, ein bisschen zu langsam und zu zögerlich.

»Die Gemüsefrau hat gesagt, du seist mit einem Polizeiauto hierhergekommen.«

»Hier haben die Leute einfach nicht genug zu tun, dass sie immer aus dem Fenster schauen können. Ja, ich hatte mein Notizbuch vergessen und habe gebeten, dass sie mich nach Hause fahren. Und das haben sie dann auch gemacht. Du warst ja nicht da, und deine Handynummer weiß ich noch nicht auswendig.«

Barbara wollte gerade sagen, dass das aber schon sehr merkwürdig gewesen sei, als sie in sich plötzlich die Stimme ihrer Mutter hörte.

»Wieso war das merkwürdig? Das ist doch ihre Pflicht. Jeder kann doch mal was vergessen.«

Ach ja Mutter, du hattest soviel vergessen, erst deine Brille, dann dein Geld, dann wusstest du nicht mehr wo du wohnst, dann fehlten dir Wörter und irgend-

wann auch die Namen von Menschen, die du gut kanntest.

Nein, stöhnte es in Barbara. Nicht noch einmal und nicht bei Jörg und nicht schon jetzt. Ja, er hatte in den letzten Monaten häufig geklagt, dass sein Gedächtnis schlecht geworden sei. Mehr als sonst suchte er seine Brille, die Zeitung, seinen Terminkalender, auch seine Schuhe oder seinen Schlüsselbund.

Sie hielten das beide für normal. Er war jetzt 78 Jahre alt. Vor zweieinhalb Jahren war seine gleichaltrige Frau gestorben. Es war Krebs gewesen, Darmkrebs. Man hatte sie dreimal innerhalb von sieben Jahren operiert. Irgendwann hatte sie aufgegeben.

»Sie wollte nicht mehr leben«, hatte die Tochter Christine bei ihrem letzten Besuch bei ihrem Vater gesagt. Christine hatte gerade ihren 50. Geburtstag gefeiert. »Vater war kein guter Krankenpfleger. Er kann Leiden so schlecht aushalten. Er hat seine Pflicht getan, aber manchmal wie gegenüber einem fremden Menschen. Die beiden hätten nie heiraten sollen. Aber ich war halt damals schon unterwegs – und Vater hätte Mutter nie mit einem Kind sitzen gelassen.«

Jörg und Barbara hatten sich vor jetzt fast genau fünfunddreißig Jahren bei einer Tagung kennengelernt. Er war ihre große Liebe geworden und war es noch jetzt. Mehrere Jahre hatten sie sich oft getroffen, aber es war weder ihr noch ihm jemals in den Sinn gekommen, dass er sich von seiner Frau trennen würde, auch wenn er ihr gesagt hatte, dass seine Ehe immer nur eine Zweckgemeinschaft gewesen sei. Mehr nicht – und sie hatte auch nicht gefragt.

Irgendwann aber hatten sie sich das Versprechen gegeben, nicht mehr miteinander zu telefonieren und sich auch nicht mehr zu treffen. Sie wollten es darauf ankommen lassen. In München gab es genügend Möglichkeiten, sich über den Weg zu laufen. Jörg war in den letzten zehn Jahren seines Berufslebens Präsident eines großen physikalischen Instituts gewesen, was viele Reisen und öffentliche Auftritte zur Folge hatte. Barbara hatte immer im sozialen Bereich gearbeitet, zuletzt als Leiterin einer großen kommunalen Einrichtung. Nach ihrem Trennungsbeschluss hatten sie sich dann tatsächlich öfter getroffen, waren miteinander essen gegangen und hatten auch zweimal ein gemeinsames Projekt durchgezogen. Dabei hatte sie gemerkt, dass er eigentlich nur für seine Arbeit lebte. Wenn sie beisammen waren, erzählte er von seiner Arbeit und von seinen Kindern, aber nie von seiner Frau. Erst als sie krank geworden war, sprach er von ihr, aber es war eigentlich nur seine Betroffenheit, weil er Krankheit nicht ausstehen konnte.

Etwa ein Jahr vor dem Tod seiner Frau hatte er Barbara angerufen.

»Ich brauche dich«, hatte er nur gesagt.

Er war in ihre Wohnung gekommen, und sie waren sich ganz nahe gewesen. Aber mehr als ihn in die Arme nehmen und ihm zu sagen, dass sie immer für ihn da sein würde, wenn er sie brauchte, konnte sie nicht.

Barbara war jetzt schon lange im Ruhestand, hatte aber noch eine Reihe von ehrenamtlichen Tätigkeiten. Auch er war noch immer mit allen möglichen Beratungstätigkeiten beschäftigt. Sie telefonierten jetzt wieder häufig miteinander, sahen sich aber kaum. Die Nachricht vom Tod seiner Frau las sie zunächst in der Zeitung, bekam dann aber auch eine briefliche Anzeige. Daraufhin hatte sie ihm geschrieben, dass sie immer Zeit für ihn haben würde.

Drei Tage später stand er vor ihrer Wohnungstür und sagte einfach: »Ich brauche dich. Es war schrecklich.«

Danach kam er fast in jeder Woche ein oder zwei Tage zu ihr. Sie wanderten viel, gingen zusammen in Ausstellungen, und nach einiger Zeit blieb auch sie die eine oder andere Nacht bei ihm. Aber es war für beide klar, dass weder er noch sie die eigene Wohnung aufgeben würden. Er lebte sein Leben so weiter, wie er das in den letzten Jahren getan hatte, ließ auch in seinem Haus fast alles so, wie es gewesen war. Er hatte seine beiden Kinder gebeten, so viel wie möglich von den Dingen wegzuräumen, die ihrer Mutter gehört hatten. Ein Ehebett hatte es schon lange nicht mehr gegeben.

In den Monaten nach dem Tod seiner Frau waren seine Kinder, Christine aus Ulm und Peter aus Berlin, zweimal im Monat zu ihm gekommen. Er selber hatte sich geweigert, zu ihnen zu fahren. Dazu habe er keine Zeit, hatte er ihnen gesagt. Außerdem habe er genügend Freunde. Ein halbes Jahr nach dem Tod seiner Frau erzählte er ihnen, dass er jetzt häufig mit einer alten Freundin wanderte. »Sie heißt Barbara, ist 67 Jahre alt, und ich kenne sie schon lange.« Das war es.

»Wahrscheinlich sind Christine und Peter heilfroh, dass ich jemanden habe, der sich um mich kümmert«, sagte er danach.

Nun, genau das war es aber, was sie nicht tun wollte. Sie war glücklich, mit ihm beisammen zu sein, und wenn er sie brauchte, würde sie zu ihm kommen. Und sie hoffte, dass auch er bei ihr sein würde, wenn es ihr schlecht ginge. Aber eine Zeitlang wollte jeder von ihnen noch sein eigenes gewohntes Leben führen. Trotzdem hatte sie sein Angebot angenommen, als er ihr vor eineinhalb Jahren angeboten hatte, sich in seinem Haus ein eigenes Zimmer mit eigenen Möbeln einzurichten.

»Nur damit du dich hier auch zu Hause fühlst.« Das war allerdings für sie kein Grund gewesen, ihre eigene Wohnung aufzugeben.

Beide wussten, dass nur noch ein kleineres Stück Leben vor ihnen liegen würde. Aber sie empfanden ihre späte Gemeinsamkeit als großes Geschenk. Oft dachte Barbara jetzt: »Großer Gott, danke für dieses Glück, aber bitte, lass es uns beide noch eine Zeitlang haben.«

Warum musste sie jetzt plötzlich an ihre Mutter denken?

Gespenster an einem Sommertag.

Eine schwarze Feder – schwimmend

Am nächsten Tag rief sie von ihrer Wohnung aus die Polizei an. Nach langem Hin und Her hieß es dort: »Ja, es stimmt, wir haben Herrn Börner nach Haus gefahren. Er hat einen Kollegen angesprochen und sich bei diesem entschuldigt, dass er sein Notizbuch vergessen habe und deshalb nicht genau wisse, wie er nach Haus kommen solle. Wir kennen so etwas. Zum Glück hat er sich mit seinem Namen vorgestellt, und so konnten wie ihn heimbringen. Naja, es war halt Föhn.« Sie kannte die Münchner Ausreden für alles, für Kopfschmerzen, Schlaflosigkeit, Wonnegefühle und, und. Aber das war es nicht.

Auch ihre Mutter war öfters nach Hause gebracht worden, von Nachbarn, von ganz fremden Menschen und von der Polizei. Mutter konnte das immer großartig und vernünftig begründen. Mal hatte sie so viel zu tragen gehabt, und nette Menschen hatten ihr die Einkaufstasche abgenommen, mal hatte sich die Verkehrsführung verändert, und mal hatte sie ihre Brille vergessen und konnte die Busnummer nicht lesen. Am Anfang hatte Barbara wohl ein sehr ungläubiges Gesicht gemacht oder zu viel nachgefragt. Daraufhin war Mutter wütend geworden und hatte sie laut angefahren. »Du glaubst mir ja nie. Schließlich bin ich deine Mutter und erzähle dir doch keine Lügen.«

Auch Jörg würde ärgerlich werden, wenn sie ihn zu genau fragte, was geschehen war. Sie versuchte, sich zu erinnern, was am Tag vor der Polizeifahrt war. Ja, es war kein guter Tag gewesen. Immer wieder war er in den Garten gelaufen, dann zu seiner Bücherwand, nahm Bücher heraus und ließ sie irgendwo liegen. Mehrfach hatte er nach seiner Brille gesucht und war ärgerlich gewesen, wenn er sie vor sich auf dem Tisch entdeckte, Und dann dieser merkwürdige Blick in seinen Augen, so als sei er nicht ganz da und könne sich einfach nicht konzentrieren.

Barbara wusste damals, Anfang der achtziger Jahre, noch nichts von Demenz, nichts von Morbus Alzheimer oder ähnlichen Krankheiten. In ihrem Alter, so sagte die Familie damals, durfte Mutter gern ein bisschen wunderlich sein.

Auf ihre alten Tage liebte sie es, zum Arzt zu gehen. Dann war etwas los, sie hatte einen Termin im Kalender und etwas, was sie am Telefon mit Barbara mehrfach besprechen konnte.

In der Zeit nach dem Krieg hatte sie oft Kopfschmerzen gehabt und sich auf Anraten eines Arztes fast alle Zähne ziehen lassen. Das war damals üblich, wenn man nicht weiterwusste. Ja, das hätte sie auch ihrer Hausärztin gesagt, weil sie doch oft so schlecht schliefe. Die hätte ihr aber nur wieder ein neues Mittel verordnet und außerdem gesagt, ältere Menschen brauchten halt sowieso weniger Schlaf. Nur, als Barbara ihr sagte: »Ach, wäre das schön, wenn ich weniger

Schlaf brauchte. Wie viel Zeit hätte ich dann…« fuhr Mutter sie wütend an.

»Du weißt gar nicht, wie schlimm das ist, wenn man die ganze Nacht wach liegt. Und ich muss doch am Tag frisch sein. Ich habe ja schließlich so viel zu tun.«

»Sagst du deiner Ärztin denn auch, dass du oft so viel vergisst?«

»Ach, das ist halt so, wenn man älter wird, Oma war doch auch so.« Ihre eigene Mutter war ihr Maßstab. Aber wenn sie von ihr sprach, schwang immer ein wenig Ärger mit. Sie hatten nach dem Krieg eng zusammengelebt, und da war man sich zwangsweise oft auf die Nerven gegangen.

Barbara erinnerte sich kaum an die letzten Monate und Tage ihrer Großmutter. Man sagte, sie sei sehr durcheinander gewesen und habe am Ende niemanden mehr erkannt.

Eine Freundin hatte ihr von verschiedenen naturheilkundlichen Medikamenten erzählt, die sie selber zur Vorbeugung nähme. Knoblauchpillen und Ginko seien besonders gut. Beim nächsten Besuch erzählte sie das ihrer Mutter.

»Ich glaube, ich habe so etwas schon.« Und dann ging sie und holte einen Schuhkarton, der bis an den Rand voll mit Medikamenten war, und wühlte darin herum.

»Darf ich dir helfen?« Und dann: »Sind das alles Schlafmittel?«

Mutter musste ihr Entsetzen gehört oder gemerkt haben. Sie verschloss schnell den Karton und stellte ihn zurück in den Schrank. »Das sind alles alte Mittel. Ich muss das mal aufräumen.«

Am nächsten Tag rief Barbara die Hausärztin ihrer Mutter an. Sie wusste, dass sie wütend war.

»Damit kann man ja einen Elefanten umbringen«, fauchte sie.

Die Ärztin reagierte ziemlich ärgerlich. »Das ist bei alten Leuten oft so. Sie horten für einen Tag X Medikamente, und wahrscheinlich tauscht Ihre Mutter die auch mit anderen älteren Menschen.«

Barbara hatte vor Zorn richtiggehend gekocht. »Wenn Sie da nicht Ordnung hineinbringen, zeige ich Sie an.« Halsabschneider, geldgieriges Ärztevolk, immer nur denken sie an Krankenscheine.

Zwei Tage später rief Mutter sie im Büro an. Ihre Stimme schnappte fast über. »Wie kannst du dich in meine Angelegenheiten einmischen? Die Ärztin hat gesagt, du hättest ihr von meinem Schuhkarton erzählt. Das geht dich doch gar nichts an.«

Barbara wusste, dass irgendwelche Beschwichtigungen und Erklärungen jetzt nichts halfen. Mutter war zutiefst gekränkt, zumal sie wahrscheinlich wusste, dass das, was sie gemacht hatte, wirklich gefährlich war. Sie hoffte nur, dass die Ärztin jetzt Mutters Medikamentenverbrauch besser kontrollieren würde. Aber wie das machen, wenn ein Mensch allein lebt? Später erfuhr sie, dass Mutter jetzt eine Schachtel hatte, in die man ihr in der Arztpraxis pro Woche für jeden Tag ihre Medikamente einordnete. Man hatte sie auch dazu überredet, zu akzeptieren, dass einmal in der Woche die Gemeindeschwester kommen würde, um nach ihr zu sehen. Da Mutter diese kannte und schätzte, freute sie sich sogar auf deren Besuch.

Zwei Monate später wurde sie von der Putzfrau ihrer Mutter angerufen.

»Ihre Mutter ist so sonderbar. Sie saß heute, als ich kam, im Nachthemd auf dem Sofa und schien nicht zu wissen, wo sie ist.« Barbara rief sofort die Ärztin an, die versprach, sich so schnell wie möglich um ihre Mutter zu kümmern. Zwei Stunden später dann ein Anruf.

»Ich habe Ihre Mutter ins Krankenhaus bringen lassen. Vielleicht ist es ein leichter Schlaganfall oder…«

Das »Oder« dauerte vier Wochen. Dann bat man Barbara zu kommen. »Sie können Ihre Mutter nicht mehr allein lassen. Es war kein Schlaganfall, aber sie ist noch immer völlig verwirrt.«

Drei Jahre später war Mutter tot, gestorben an einer Lungenentzündung, so sagte es der Arzt in dem Heim für desorientierte Menschen. Ein halbes Jahr vorher hatte eine Cousine Barbara einen Artikel geschickt mit der Überschrift »Die Alzheimersche Krankheit, eine neue Seuche?«

»Ist es das, was meine Mutter hat?«, hatte sie den Arzt gefragt. »Vielleicht«, hatte er geantwortet. »Wir wissen da noch zu wenig.«

Es war ein Teil von Barbaras Trauerbewältigung gewesen, alles zu lesen, was sie über diese merkwürdige Krankheit in die Finger bekam. Sie unterhielt sich mit vielen Menschen, vor allem Angehörigen, die ähnliches erlebt hatten. Ein Niemandsland.

Die Medizin hatte inzwischen Fortschritte gemacht. Man hatte Medikamente entwickelt, die den Krankheitsverlauf verlangsamten. Die Diagnosen waren exakter geworden, man durfte das Wort Alzheimer endlich aussprechen und davon erzählen, dass ein Familienmitglied davon betroffen sei. Aber man hatte auch ein neues schreckliches Wort erfunden: »Demenz: lateinisch Blödsinn, Form des Schwachsinns«, hieß es in ihrem Lexikon.

Nein, das war es bei ihrer Mutter nicht gewesen. Ihre Intelligenz hatte nicht gelitten, nur konnte sie das, was sie dachte, nicht mehr klar aussprechen. Und ihr Orientierungssinn war oft wie zerbrochen. Aber war da nicht auch etwas ganz Neues zu beobachten gewesen, so etwas wie ein sechster, siebter, achter Sinn, der Mutter zugewachsen war? Sie war so viel weicher geworden, wusste plötzlich genau, was in Barbara vor sich ging, und sprach oft von Vorgängen, die man nicht erdenken konnte. Deshalb war sie skeptisch gegenüber neuen Therapiemethoden, vor allem solchen, mit deren Hilfe letztlich nur die Leistungsfähigkeit des Gehirnes angekurbelt und der Orientierungssinn gestärkt werden sollte. Nur, noch einmal wollte sie dies alles nicht erleben und schon gar nicht bei Jörg, bei dem Mann, den sie liebte. Seine Vergesslichkeit, seine zunehmende Desorientierung und seine Stimmungsschwankungen konnte man noch aushalten und manchmal auch darüber lächeln. Und wenn körperlicher Verfall einsetzen würde, konnte man heute auf die unterschiedlichsten Hilfen zurückgreifen. Aber dieses langsame Versinken im Niemandsland, das würde sie wohl kaum noch einmal aushalten.

Eine schwarze Feder – schwimmend.

Es wird Frost geben

Durch all die Jahre, die Barbara ihn kannte, hatte Jörg ihr immer voller Begeisterung vom Tennisspielen erzählt. Er war nie ein Turnierspieler gewesen. Ihm ging es vor allem um den Spaß, um die Mitspieler und Mitspielerinnen und um die Gemeinschaft vor und nach einem Match. Er hatte sich, nachdem er kaum mehr Wintersport betrieb, sogar auf Hallentennis eingestellt. In diesem Winter war allerdings sein langjähriger Partner gestürzt und hatte sich das Sprunggelenk beschädigt. Er musste also einen neuen Partner suchen. Zum Glück rief eines Abends einer aus der Tennis-Gruppe an und erzählte ihm, dass ein ehemaliger Kollege nach München zurückgezogen sei und eigentlich Lust hätte, mit ihnen Tennis zu spielen. Er sei 75, ein lustiger, zäher und gescheiter Kerl. Ob Jörg es nicht mit ihm probieren wolle? Sie hätten für morgen Vormittag einen freien Platz.

»Ja, warum nicht?« Sie hörte seine Freude. »Mit Alfred wird es ja doch noch eine Zeit dauern, und wer weiß, ob er dann noch Lust hat, wieder zu spielen.«

Der Tennisclub war gut mit öffentlichen Verkehrsmitteln zu erreichen. So brauchte sie ihn nicht hinzufahren und konnte sich ungestört an den Schreibtisch setzen und Briefschulden erledigen.

»Aber du könntest doch zum Mittagessen dorthin kommen. Unsere Tennisgang«, wie er seine Mitspieler immer liebevoll nannte, »freut sich bestimmt, wenn du dazukommst.«

»Ich werde sehen, wie ich mit meinen Sachen fertig werde.«

In ihrer Jugend hatte sie selber Tennis gespielt, aber ein Sport bei dem es zu viele Regeln gab, hatte ihr nie viel Spaß gemacht. Und auch das Herumsitzen in irgendwelchen Clubrestaurants gehörte nicht zu ihren Vorlieben.

Ein wenig spöttisch sagte sie: »Du hast ja meine Handynummer und kannst mich anrufen, wenn du Langeweile hast.«

»Bäh«, antwortete er, und der Schalk blitzte aus seinen Augen. »Dann machen wir eben ein Männertreffen.«

Sie lebten jetzt mehr oder minder ein Jahr zusammen, und es war das erste Mal, dass sie seine Einladung mitzukommen ablehnte. Das hieß nicht, dass sie beide alles gemeinsam gemacht hatten. Vor allem Barbara legte Wert darauf, dass sie ihren eigenen Interessen und Aufgaben auch allein nachgehen konnte. Aber sie hatte gelernt, immer dann mitzukommen, wenn er sie zum Mittagessen einlud. Sie wusste, dass ihm das offensichtlich so eine Art harmloses Überlegenheitsgefühl gab. Diesmal aber hatte sie wirklich keine Lust.

Es dauerte lange, bis er am nächsten Morgen seine Sportsachen zusammengesucht hatte. Mehrmals nahm er alles wieder aus seiner Tasche und konnte sich nicht entscheiden, welches Hemd er anziehen wollte. Dann fehlten die richtigen Bälle, und sie sah, dass er drei Paar Socken einpackte.

Gegen neun Uhr verließ er das Haus. Es war kalt geworden. Sie war froh, dass sie nicht aus dem Haus musste und in aller Ruhe telefonieren, Briefe schreiben und lesen konnte. Mittags wärmte sie sich eine Suppe aus dem Gefrierschrank auf und vertiefte sich in Ruhe in alle möglichen Zeitungen und Magazine. Dann legte sie sich auf ihr Sofa und streckte sich genüsslich aus. Gerade merkte sie, dass sie am Einschlafen war, als das Telefon läutete.

»Hier ist der Mario vom Restaurant Tennisclub Süd-West. Ob Sie wohl Ihren Mann abholen könnten?«

»Das geht jetzt schlecht. Kann er nicht mit öffentlichen Verkehrsmitteln fahren?«

Sie hörte, dass der Anrufer zögerte. »Er ist so merkwürdig, läuft hier immerzu heraus und herein und fragt schon das dritte Mal nach einem Telefonbuch, um seine Adresse herauszufinden.«

»Können Sie nicht ein Taxi bestellen und dem Fahrer sagen, dass er ihn hierherbringen möge? Es dauert ja mindestens 20 Minuten, bis ich am Tennisplatz bin.«

»Ich glaube, es wäre besser, wenn Sie ihn abholten. Wir passen so lange auf ihn auf.«

»Gut, ich fahre sofort los.«

Noch einmal Eiseskälte spüren.

Mutter war für ein paar Tage zu ihr nach München gekommen. Sie wollte die internationale Gartenbauausstellung sehen. Nachdem sie am Vorabend im Theater gewesen waren – es wurde eine dümmliche Komödie gespielt –, hatte sie am Morgen mit dem Taxi in den Westpark fahren wollen. Barbara konnte sie nicht begleiten, da sie im Büro eine wichtige Besprechung hatte. Aber Mutter kannte sich ja in München aus. Zudem hatte sie jetzt, auf Barbaras dringende Bitte hin, immer nicht nur ihre eigene, sondern auch Barbaras Adresse im Geldbeutel. Von der Ausstellung aus wollte sie dann noch eine Cousine besuchen, die sie lange nicht mehr gesehen hatte.

Die Besprechung war sehr mühselig gewesen. Es ging um die Finanzierung der Sanierung eines Jugendhauses. Die Nachbarn wollten dies zum Anlass nehmen, das ganze Haus zu sperren. Sie wurden unterstützt von einigen einflussreichen Menschen im Stadtviertel. Kurz vor Ende der Sitzung huschte ihre Sekretärin herein und legte ihr einen Zettel hin. »Ihre Mutter ist bei der Polizei im Westend. Es geht ihr gut, aber Sie sollen sofort anrufen«, stand darauf. Bloß jetzt nicht nervös werden, nahm sich Barbara vor. Wenn man merkte, dass sie mit den Gedanken nicht bei der Sache war, würde man die Entscheidung wieder vertagen. Aber die musste jetzt getroffen werden. Sie wiederholte alle Argumente, die für die Freigabe der Gelder sprachen, und fügte ihre letzte Trumpfkarte hinzu, dass sie es geschafft hatte, eine größere Spende von einem Parteifreund der Verhinde-

rer zu bekommen. Damit war die Angelegenheit erledigt.

Sie konnte gerade noch in Ruhe die Gäste verabschieden. Dann rannte sie ans Telefon. Ach, Mutter, musste das nun auch noch sein. Du hast wirklich eine große Fähigkeit, dich in meine Angelegenheiten einzumischen. Zum Glück erreichte sie gleich einen Beamten. Ja, ihre Mutter sei auf der Polizeiwache. Eine junge Frau mit einem Kind habe sie, völlig durcheinander, auf der Toilette eines Restaurants auf dem Ausstellungsgelände gefunden, wo sie verzweifelt nach ihrer Tochter gefragt hatte. Die junge Mutter habe sie dann zu der Information gebracht, und diese habe sie hier, beim nahe gelegenen Polizeirevier, abgegeben. Dort habe man in ihrer Handtasche Barbaras Telefonnummer gefunden.

Bereits vor zwei Wochen war Mutter schon einmal von der Polizei nach Haus gebracht worden. Naja, hatte Barbara damals gedacht, so ist das halt, wenn man alt wird. Man vergisst, sucht, wird ärgerlich und findet sich nicht mehr zurecht. Nur, als Barbara zur Polizei kam, meinte einer der Beamten: »So fing es bei meiner Mutter auch an.«

»Und was haben Sie dann gemacht?«

»Wir konnten sie nicht mehr allein lassen. Wir haben sie zu uns genommen, und meine Frau gab ihre Arbeit auf. Am Ende mussten wir sie ins Heim geben.«

Barbara wusste noch, dass sie damals wie erstarrt war. Trotz der sommerlichen Wärme hatte sie entsetzlich gefroren. Sie erinnerte sich an die Sätze, die sie damals gedacht hatte. So ist das halt, wenn man alt wird. Man vergisst, sucht, wird ärgerlich, und man findet sich nicht mehr zurecht. Die Erinnerung blieb einfach stehen. Sie hatte in einem geschlossenen Heim geendet. Von Alzheimer hatte damals noch niemand gesprochen.

Barbara musste sich sehr zusammennehmen, um mit ihren Gedanken beim Verkehr zu bleiben.

»Bloß das nicht, bloß das nicht noch einmal. Lieber Gott, bitte, nicht noch einmal«, wiederholte sie immer wieder. Jörg saß im Restaurant des Tennis-Clubs bei einer Tasse Tee. »Kommst du endlich? Ich warte schon seit einer Stunde auf dich.«

»Aber wir hatten doch ausgemacht, dass ich nicht hierherkomme.«

»Hatten wir nicht. Du hast versprochen, mich nach dem Essen abzuholen. Und dann haben die hier kein Telefonbuch. Ich habe doch meine Telefonnummer nicht im Kopf.«

»Du hättest dir doch ein Taxi bestellen können.«

Das hätte sie nicht sagen sollen.

»Ich habe mich an unsere Verabredung gehalten. Du wolltest nach dem Mittagessen kommen.«

Sie schwieg. »Willst du noch etwas trinken?«, fragte er, schon wieder sehr zuvorkommend.

»Gern noch einen Kaffee.« Und dann: »Wie war euer Spiel? Ging es mit deinem neuen Partner?«

»Wieso neuer Partner? Es war doch Erich da.«

»Habt ihr denn kein Doppel gespielt?«

»Doch, aber ich kann mich nicht erinnern, wer da noch war. Man wird halt alt.«

Barbara spürte alle Narben.

Es wird Frost geben.

Herbst-Bilder

Was sie bisher von ihm wusste, war, dass er, obwohl er als geselliger Mensch galt, Gäste im eigenen Haus wohl nie besonders geschätzt hatte. Die Familie, ja, die sollte kommen. Und im Sommer durften auch Nachbarn auf der Terrasse seines Hauses sitzen und mit ihm Wein trinken. Aber schon mit Freunden traf er sich am liebsten in zwei alten Gasthäusern, später auch in Restaurants mit guter Küche und exzellenten Weinen. Nichtdeutscher Küche konnte er kaum etwas abgewinnen. Einmal hatte er ihr erzählt, dass seine Frau nie eine gute Köchin gewesen war und dass sie auch in den letzten Jahren, wohl ihrer Krankheit wegen, kaum mehr Gäste sehen wollte.

Barbara war froh, dass er mehrmals im Monat einen festen Termin in der Innenstadt hatte, den Rotary-Club, einen Stammtisch seiner ehemaligen Gymnasial-Klasse und ein Treffen mit acht ehemaligen Kollegen. Er hatte Barbara dort vorgestellt mit den Worten: »Wir leben jetzt ein bisschen zusammen.« Dabei hatte er seinen Arm liebevoll um sie gelegt.

Auch privat wurde er oft eingeladen. Meist waren es irgendwelche Geburtstage oder Jubiläen, bei denen man ihn dabei haben wollte – und weil er ein guter Redner gewesen war, sollte er immer mal wieder eine kleine Rede halten. Meist drehte es sich dabei um Erinnerungen an das, was er erlebt oder verantwortet hatte, oder um geschichtliche Ereignisse.

»Ich kann nicht mehr frei sprechen«, klagte er einmal.

»Das macht doch nichts. Es gibt heute sowieso nicht mehr viele Menschen, die frei sprechen. Die meisten lesen doch einfach ab.«

Sie wusste, das ihm das gegen den Strich ging. Aber das musste er aushalten.

Als sie sich kennengelernt hatten, war er ein wunderbarer Erzähler von Geschichten gewesen, solchen, die er selber erlebt hatte, und solchen, die er vom Hörensagen kannte. Immer auch erzählte er von Menschen. Was sie von Anfang an besonders an ihm mochte, war, dass er nie schlecht von anderen sprach, höchstens manchmal mit gewissem Vergnügen an Sensationen.

Barbara hatte immer gern Menschen eingeladen, sich aber angewöhnt, dass sie beide Gäste in Barbaras Wohnung einluden, Freunde von ihr und von ihm.

»Wir leben jetzt ein bisschen zusammen«, sagte er dann immer wieder und sie: »Wir kennen uns schon endlos.«

Sie kochten beide gern. Noch lieber ging er einkaufen. Aber er räumte auch auf, wenn die Gäste die

Wohnung verlassen hatten. Jörg war ein guter Gesellschafter, und sie hatte das Gefühl, dass die Menschen gern bei ihnen waren. Es gelang ihnen sogar, nicht nur für ältere Menschen interessant zu sein. Auch junge Menschen kamen gern. Er erzählte, sie hörten zu. Es wurde viel gelacht, und oft lachten sie beide am meisten, auch noch, wenn sie nebeneinander im Bett lagen und oft vor lauter Lachen gar nicht so richtig zärtlich miteinander sein konnten.

Dass er in letzter Zeit manchmal Schwierigkeiten hatte, Witze zu erzählen, und die Pointe oft nicht stimmte, fand sie nicht absonderlich. Auch sie hatte sich zeit ihres Lebens Witze nie besonders gut merken können. Das musste ja auch nicht sein. Einmal aber hörte sie, wie jemand sagte: »Hast du verstanden, was Jörg da heute für konfuses Zeug erzählt hat?«

Auch Mutter liebte Gäste und Besuch bei anderen.
»Ach es war wieder nichts los«, war ihr Spruch, wenn niemand bei ihr vorbeigeschaut hatte. Sie gab sich große Mühe, für ihre Abendessen oder nachmittäglichen Teestunden immer die Menschen einzuladen, die zueinander passten, die irgendwelche Gemeinsamkeiten hatten, im Beruf, in den Interessen oder in der Familie. Früher war sie eine Meisterin im Aufbau von immer neuen Kontakten gewesen, die dann zu einem Abendessen eingeladen wurden. Aber dies wurde für sie zunehmend schwieriger, gerade auch, weil sie sich bemühte, alles so wie früher wirken zu lassen.

Dann kamen diese schrecklichen Tage, als sie Barbara viermal am Tag anrief, oft auch im Büro, und immer wieder erzählte, wen sie eingeladen hatte, und fragte, ob sie niemand vergessen habe und was es zu essen geben solle.

»Aber das hast du mir doch schon dreimal erzählt«, unterbrach Barbara.

»Na ja, wenn du das nicht hören willst...« Und dann ein wenig kleinlaut: »Ich dachte, du könntest mir helfen.«

Meistens fuhr Barbara dann zu ihrer Mutter, manchmal nahm sie sogar einen Urlaubstag. Mutter war, wenn sie kam, schon ganz erschöpft und häufig sehr gereizt. Nein, sie konnte nicht zugeben, dass solch ein Abendessen mit vielen Gästen über ihre Kräfte ging. Anfänglich machte das Barbara ungeduldig und nicht gerade liebenswürdig. Erst viel später gelang es ihr, sich zurückzuhalten und einfach zu schweigen, wenn zum hundertsten Mal die gleiche Frage gestellt, die Tischordnung immer wieder geändert, der Bäcker oder der kleine Laden am Ende der Straße mehrmals angerufen und gefragt wurde, ob man denn auch wirklich mit den bestellten Brötchen oder der Schlagsahne rechnen könne. Barbara war das mehr als peinlich und oft konnte sie sich nicht beherrschen und knurrte. »Aber du hast da jetzt schon viermal angerufen, die meinen ja...« – das konnte sie dann aber nur denken. Schon dieses »zum vierten Mal« genügte, um bei Mutter einen Wutausbruch auszulösen.

Wenn die Gäste dann kamen, war sie die Liebenswürdigkeit in Person. In dieser Welt schien sie sich zu Hause zu fühlen. Nur konnte sie kaum mehr still auf einem Stuhl sitzen und ihren Gästen zuhören. Sie lief alle Augenblicke in die Küche oder rief laut nach Barbara.

Dann kamen die Tage, als sie Zucker und Salz verwechselte oder mit Tränen in den Augen in der Küche stand: »Ich kann mich nicht mehr erinnern, wie ich das früher abgeschmeckt habe«. Barbara nahm sie dann in die Arme. »Wir schauen einfach im Kochbuch nach.« Sie hatte inzwischen gelernt, dass sie nicht sagen durfte »Lass mich mal machen« oder »Das ist doch ganz einfach.«

Ein paar Tage später standen am späten Vormittag plötzlich zwei Freunde von Jörg vor der Tür, die sie noch nicht kannte. Sie seien nur mal eben in seiner Gegend gewesen und hätten plötzlich den Wunsch gehabt, ihn zu sehen. Jörg war wie geistesabwesend, er forderte die Besucher nicht einmal auf, in das Haus einzutreten.

»Ich wohne jetzt oft hier. Kommen Sie doch herein«, sagte sie. »Bei uns gibt es um diese Zeit immer ein kleines zweites Frühstück.«

Jörg stand noch immer wie versteinert an der Tür. Sie fasste unter seinen Arm und schob ihn vorsichtig in das Haus. Dabei wachte er auf und war plötzlich wieder der liebenswürdige, herzliche Jörg. »Kaffee oder Tee, oder ein Glas Wein?« fragte er.

»Gern einen Kaffee.«

Babara ging in die Küche und bereitete alles für einen Kaffee vor, Tassen, Kaffee, Löffel, Zucker, Sahne. Derweil ging Jörg mit den beiden Gästen in das Wohnzimmer.

»Wir haben uns lange nicht gesehen. Schön, dass ihr einfach so vorbeikommt.«

Schnell waren sie in einem fröhlichen Gespräch über das Woher und Wohin. Als sie mit dem Tablett mit dem Kaffee und ein paar kleinen Kuchen kam, fühlte sie sich als Störenfried. Was wusste sie schon von seinen früheren Freunden? Aber sie setzte sich zu ihnen. Im gleichen Augenblick stand er auf und ging hinaus.

Als er nach ein paar Minuten noch nicht zurückgekommen war, entschuldigte sie sich bei den Freunden. »Ich muss nur mal schnell in die Küche.« Dort stand er, völlig hilflos und wieder wie versteinert. »Ich finde den Zucker nicht. Du hast doch Salz zum Kaffee gebracht.«

Hoffentlich hatten die Freunde das nicht gehört. Sie gab ihm eine zweite Zuckerdose. Damit ging er zurück, als sei nichts geschehen. Vielleicht war auch gar nichts passiert. Vielleicht war noch alles ganz normal. Vielleicht war es einfach nur ihr Problem, denn als die Besucher gingen, sagte er ganz fröhlich: »Du, ich werde dieses Mal meinen Geburtstag groß feiern.« Es würde sein neunundsiebzigster sein.

Herbst-Bilder.

Wespen im Flug

Er hatte wiederholt gesagt, dass Geburtstage für ihn unwichtig seien. »Es ist doch ein Tag wie jeder andere«, schrieb er immer, wenn sie ihm gratuliert hatte.

Im vorigen Jahr hatten sie beide eine Wanderung gemacht und dann in einem Restaurant, das er ihr zeigen wollte, gut gegessen. Am Abend waren sie in ein Konzert der Philharmoniker gegangen und hatten hinterher noch mit ein paar Freunden, mit denen sie verabredet waren, in einer Weinstube beisammen gesessen. Es war ein perfekter weiß-blauer Föhntag gewesen, an dem man das Gebirge fast mit den Händen greifen konnte, und selbst der Abend war noch durchsichtig. Als sie zurückkamen, hatten sie eine Zeitlang auf der Terrasse gestanden und den Sternenhimmel angeschaut. Sein Arm lag auf ihren Schultern.

»Du bist mein Geburtstagsgeschenk«, hatte er gesagt und sie an sich gezogen.

»Also doch kein Tag wie jeder andere?«

Er lachte. »Ich habe ein neues Leben angefangen.«

Und jetzt wollte er richtig Geburtstag feiern. »79 ist doch eine gute Zahl, besser als 80.«

»Was stellst du dir vor?«, fragte sie. »Soll es nur ein Freundesfest sein? Peter und Christine werden doch auch kommen wollen.«

»Nein, nur Freunde.« In seiner Stimme war wieder dieser ärgerliche und ungeduldige Ton.

»Und wie stellst du dir den Tag vor?«

»Die sollen am Abend kommen, kein großes Festmahl. Es ist noch genügend Wein im Keller.«
»Und zu essen?«
Er schaute sie unruhig an. »Essen? Brauchen wir das? Von mir aus kannst du Pizza bestellen.«
»Willst du nicht in ein Restaurant gehen?«, fragte sie vorsichtig.
»Nein, wir werden das hier im Haus machen.«
»Wieviel Menschen werden es denn sein?«
»Viele.«
»Zwanzig oder dreißig?«
»Viele, habe ich gesagt.«
In den nächsten Tagen schrieb er immer wieder neue Namenslisten und telefonierte mit unzähligen Menschen. Ein paar Mal, wenn sie in der Nähe war, hörte sie allerdings, dass er oftmals einen falschen Wochentag nannte. Auch die Uhrzeit änderte er ab. Weil sie wusste, dass er es hasste, wenn sie ihn, sozusagen aus dem Hintergrund, korrigierte, legte sie einen großen Zettel mit den Daten neben das Telefon und sagte nur: »Das ist für mich. Damit ich mich daran erinnere.« Immerhin hatte sie ihn dazu gebracht, von einem Metzger ein paar Platten mit belegten Broten und »finger food« zu bestellen. Es hatte zwar mehrerer Anläufe bedurft, ihm klarzumachen, dass man das von ihm erwartete, dass er und auch sie das aber nicht selber vorbereiten müssten. Zwanzig Personen seien ja doch nicht gerade wenig, und er habe genug zu tun, sich um die Getränke zu kümmern. Das aber stellte sich als mehr als kompliziert heraus. Je näher der Geburtstag

kam, umso häufiger saß er am Schreibtisch und stellte immer neue Getränkelisten zusammen oder verschwand im Keller, um Weinflaschen zu zählen. Jeden Tag kam er mit neuen Zahlen zurück. Inzwischen hatte sie seinen Satz übernommen: »Es wird schon reichen. Deine Freunde sollen sich ja nicht uferlos betrinken.«

Mit der Zeit freute sie sich auf den Geburtstagsabend. Auf der Gästeliste standen Namen von Menschen, die sie noch nicht kannte. Sie war sich auch sicher, dass seine Liebenswürdigkeit und Herzlichkeit ihm noch immer viel positive Zuneigung bringen würden. Die Freunde würden sich freuen, den alten Jörg wieder zu sehen und ihn darin bestätigen, dass er noch immer ein wichtiger Mann sei, und ihm sagen, wie toll er in seinem Alter aussehe und wie gut sein Gedächtnis noch funktioniere. Aber von ihr erforderte es unendliche Geduld, seine immer neuen Ideen, seine Ängste, ob denn alles gut gehen würde, und seine Unruhe auszuhalten.

Auch wenn sie wusste, dass er selber das für unnötig hielt, schaute sie seinen Kleiderschrank durch und versuchte, ihn dazu zu bringen, sich eine passende Hose und ein halbwegs modernes Jackett herauszusuchen. Er legte ja keinen besonderen Wert darauf, gut angezogen zu sein. Aber sie wollte auf keinen Fall, dass man auf seinen Anzügen Flecken oder Stopfstellen sehen könne. Solche Reparaturen hatte er in den letzten Jahren offensichtlich selber gemacht. Vielleicht würde es ihm auch Freude machen, wenn sie sich aus diesem Anlass ein neues Kleid kaufen würde. Ihn als Gutachter mit in einen Laden zu nehmen, traute sie sich aber nicht. Wahrscheinlich würde er es dort nicht zehn Minuten lang aushalten, und er würde dann auch nicht besonders liebenswürdig zu den Verkäuferinnen sein.

Alle ihre Geschwister hatten beschlossen, Mutter zu ihrem 80. Geburtstag ein kleines Familienfest in einem guten Restaurant zu schenken. Barbara hatte dringend davor gewarnt, sie damit zu überraschen. Sie musste langsam darauf vorbereitet werden, damit sie sich nicht überfahren fühlte und die Einladende blieb. Im letzten halben Jahr hatte sie Barbara gegenüber schon mehrfach darüber gesprochen, wie sie den Geburtstag feiern könnte. Aber es war deutlich zu spüren, dass sie sich davor auch fürchtete. Alles sollte so sein wie immer. Es sollten ihre liebsten und besten Freunde und Freundinnen kommen, möglichst alle Kinder und Enkel. Barbara grauste es, denn sie wusste, dass die Vorbereitungen vor allem auf ihr lasten würden, selbst wenn sie in einem Restaurant essen würden. Und Mutter schwankte wie ein Uhrpendel hin und her zwischen Knickerigkeit und Verschwendungssucht. Irgendwie musste man ein zu großes und ein zu kleines Fest verhindern.

Als erstes gelang es ihr, Mutter zu überreden, nur die erwachsenen Enkel einzuladen und für die kleineren im Sommer einen gemeinsamen Ausflug in einen Erlebnispark zu organisieren. Dann ging sie daran, ihr die große Zahl der Freundinnen und Freunde auszureden. Welchen Grund könnte man dafür finden? Barbara konnte sich gut vorstellen, wie aggressiv ihre Mutter bei Sätzen sein würde, wie: »Die stehen dir doch gar nicht mehr so nahe« oder: »So viele Menschen verkraftest du doch nicht.« Am liebsten hätte sie gesagt: »Du bist dazu inzwischen zu alt und zu verkalkt, und ich muss das dann alles organisieren.« Dies waren die Augenblicke, in denen sie deutlich fühlte, dass es nicht die Arbeit war, die sie ärgerlich werden ließ, sondern mehr so ein pubertäres Gefühl: » Du sollst deine Kinder nicht auch noch in deinem Alter wie Dienstboten behandeln.« Was tun?

Plötzlich fiel ihr ein, dass eine frühere Kollegin ihr einmal von einer ähnlichen Situation erzählt hatte. Sie hatte ihre Mutter überredet, in ihrem Lieblingsladen ein neues Kleid für ihren Geburtstag zu kaufen, und vorher die Verkäuferin gebeten, immer so zu tun, als passte ihr keines der Kleider, die sie ihr vorlegte. Ihre Mutter war dadurch so konfus geworden, dass sie, ohne etwas zu kaufen, weglaufen wollte. Im letzten Moment hatten sie sich darauf geeinigt, ein neues hübsches dunkelblaues Nachmittagskleid zu kaufen – und danach war es leicht, aus der großen Geburtstagsplanung einen Nachmittagstee zu machen.

Schön wäre so etwas ja, hatte Barbara gedacht. Doch sie hatte sich regelrecht vor einem solchen Einkauf gefürchtet, bei dem Mutter noch verwirrter, als sie es derzeit schon war, sein würde. Aber dann wurde alles ganz anders.

Zunächst einmal gingen Mutter und Tochter wie in alten Zeiten in das beste Café am Ort, wo es wunderbare Schwarzwälder Kirschtorte gab. Aber die wollte Mutter diesmal nicht.

»Ich nehme lieber ein kleines Lunch, mit Schildkrötensuppe und dann, ich habe das schon lange nicht mehr gegessen, Weinbergschnecken.«

Am Nachbartisch saßen ein paar alte Bekannte, die ihr freundlich zunickten. Auch das Personal begrüßte sie freundlich wie in alten Zeiten.

»Sie waren schon lange nicht mehr hier«, sagte die ältere Kellnerin. »Wissen Sie schon, dass wir einen neuen Wintergarten haben? So ein bisschen altmodisch, aber sehr gemütlich. Wenn Sie mal mit einer kleinen Gesellschaft feiern wollen... Wir haben einen exzellenten Koch.«

Mutter stand auf. »Lass uns das doch anschauen bis das Essen kommt!« Barbara seufzte innerlich. Nie konnte man in Mutters Nähe ruhig sitzen bleiben. Immer diese Unruhe.

»Das erinnert mich an den Salon bei Oma und Opa in ihrem alten Haus vor dem Krieg.«

Und dann völlig klar: »Das gefällt mir. Wie viele Menschen können denn hier sitzen?«

»Ganz bequem fünfzehn.«

Dann geschah wieder einmal das Unwahrscheinliche. »Hier werde ich meinen Geburtstag feiern, und zwar nur mit meinen Kindern. Hier habe ich mich mit Vater immer getroffen, wenn wir zusammen einkaufen waren...« – »Und mit uns, wenn wir eine gute Note in der Schule bekommen hatten«, fiel Barbara ihr ins Wort.

»Nur damals war das hier alles versifft und schmuddelig.« Sie lachten beide und erinnerten sich plötzlich an viele gemeinsame Erlebnisse.

»Aber ich will hier nur mit euch zusammen sein, ohne Schwiegertöchter und Schwiegersöhne.«

»Das wird Ärger geben.«

»Das ist mir egal. Ich will noch einmal nur mit euch dort sein, wo ich so viele schöne Geschichten erlebt habe.«

»Und deine vielen Freunde?«

»Die lade ich am Wochenende nach meinem Geburtstag zum Kaffee ein. Den Kuchen bestellen wir hier. Die bringen uns sicher auch das Geschirr und Besteck mit.«

Mutter sah jetzt plötzlich wie ein kleines spitzbübisches Mädchen aus, wie die freche kleine Wespe aus einem Kinderbuch. Sie hatte eine völlig vernünftige Entscheidung getroffen und fühlte sich wieder mächtig, so als wolle sie sagen: »Noch kann ich selber entscheiden.«

Die Erinnerung machte Barbara zuversichtlich, dass alles gut gehen würde. Das ging es auch. Sie kaufte ein neues Kleid und er einen neuen Blazer. Das Essen wurde von allen Gästen gelobt, er konnte fast alle Anwesenden mit ihren Namen anreden und sah glücklich aus – wie ein spitzbübischer Junge, wie, so dachte sie, die freche kleine Wespe aus dem Kinderbuch.

Nur, als alle gegangen waren, saß er völlig erschöpft in seinem Lehnstuhl. »Schön, dass Mutti da war«, flüsterte er.

Wespen im Flug.

Wenn ihr nicht werdet wie die Kinder

Jörg wurde jetzt immer schweigsamer. Wenn er sprach, hatte er Probleme, die richtigen Worte zu finden. Aber er war ruhiger geworden, lief nicht mehr unzählige Male in den Garten, die Treppen hinauf und hinunter, räumte nicht mehrmals den Papierkorb auf und folgte ihr nicht mehr, wo immer sie hinging. Aber er hatte Schwierigkeiten, sich zu orientieren. Oft stand er vor dem Kalender, schien aber nicht lesen zu können, welcher Tag gerade war.

Obwohl sein Stammtisch ihm sein oft diffuses Reden freundlich nachsah, wollte er nicht mehr hingehen. So versuchte Barbara, jetzt mindestens einmal in der Woche Freunde einzuladen. Die Abendessen in ihrer Wohnung waren nicht mehr möglich. Mehr als vier Menschen strengten ihn über die Maßen an. Entweder verstummte er völlig, oder er redete Dinge, die mit der Realität nicht mehr übereinstimmten. Wenn Besucher kamen, versuchte Barbara, das Gespräch immer auf Jörgs Kindheit oder Studium zu bringen. Daran konnte er sich fast lückenlos erinnern. Über seine berufliche Zeit redete er so gut wie gar nicht mehr, konnte sich auf vieles auch kaum mehr besinnen. Wenn sie ihm nicht widersprach und ihn nicht verbesserte, war er kaum mehr aggressiv. Barbara wusste ziemlich gut, wie sie mit ihm umzugehen hatte, aber weil er immer schlechter reden konnte, verbrauchte sie viel Kraft, herauszufinden, was in ihm vorging. Ging überhaupt noch etwas ihn ihm vor? Und was?

Im März flogen sie für ein paar Tage zu Peter nach Berlin. Während seiner Berufstätigkeit hatte Jörg viel reisen müssen. In seinen Positionen war das selbstverständlich. Für die Planung, die Reservierung von Flügen und Fahrkarten, Hotels und meist auch für das Programm war seine Sekretärin oder eine Reisestelle zuständig gewesen. Seit er pensioniert war, wurde dies alles komplizierter. Er musste die Reisevorbereitungen allein treffen. Aber das hatte ihm zunehmend Spaß gemacht. Für die Berlin-Reise lehnte er allerdings jegliche Verantwortung ab. Das kann doch die Sekretärin von Peter machen, sagte er immer wieder. Außerdem überließ er Barbara jetzt alle Vorbereitungen. Dass sie vieles per Internet machte, faszinierte ihn, aber regte ihn in keiner Weise an, sich mit dieser Form von Reisevorbereitung zu beschäftigten. Ich bin zu alt dafür, pflegte er zu sagen, und es genügt doch, wenn ich das theoretisch verstehe.

Den Flug zu reservieren war aber nur das eine. Offensichtlich war Jörg reisefiebrig geworden. Die Nacht vor dem Abflug schlief er so gut wie gar nicht und wäre am liebsten schon drei Stunden vor Abflug vom

Haus abgefahren. Mehrfach fragte er, ob denn die Flugkarten da wären, zählte die Taschen und Koffer und wollte im Flugzeug immerzu aufstehen, Als sie in Berlin ankamen, war er erschöpft und giftig, auch zu Peter, der sie in Tegel abholte.

Jörg hatte mit seiner Schwiegertochter kein besonders herzliches Verhältnis, aber er liebte seine beiden Enkel, den zehnjährigen Markus und den fünfjährigen Stefan. Barbara hatte Peter gebeten, die beiden über die Krankheit des Großvaters zu informieren. Aber sie merkte schnell, dass er dazu nicht fähig gewesen war. Sie spürte auch, dass Andrea, Peters Frau, den Besuch des Schwiegervaters ziemlich überflüssig fand und wahrscheinlich dachte, dass man den Alten doch endlich in ein Seniorenheim bringen solle. Vielleicht fand sie auch, dass es wohl gut sei, dass er jetzt eine Freundin hatte. Aber die würde den Schwiegervater ja auch nicht auf Dauer versorgen können.

Barbara hatte angeboten, im Hotel zu übernachten, allerdings aus eigennützigen Gedanken. Sie war gern in Berlin, hatte sich schon mit einigen Freunden und Verwandten verabredet und wollte ein bisschen vom Berliner Kulturleben mitbekommen. Ihre große Hoffnung war, dass sich die Enkel ein wenig um den Großvater kümmern: mit ihm spazieren gehen, spielen oder ihm von ihrer Schule erzählen.

Am nächsten Vormittag, Barbara wollte gerade nach Zehlendorf zu einer Freundin fahren, deren Mann vor einem halben Jahr gestorben war, rief Andrea an. Ob sie nicht kommen oder nicht doch bei ihnen schlafen könnte? Jörg sei die halbe Nacht herumgelaufen, habe sich mehrfach im Haus verirrt und sie dann auch noch angeschrien. Barbara wusste, dass sie jetzt nicht nachgeben durfte. Jörgs Familie musste einen Teil seiner Krankheit mittragen. Deshalb sagte sie, jetzt könne sie auf gar keinen Fall kommen. Ihre Freundin würde sehr traurig sein, wenn der Besuch ausfiele. Sie wolle aber versuchen, später bei ihnen vorbeizuschauen. Dann seien ja auch die Enkel da, und Peter hatte auch versprochen, möglichst frühzeitig heimzukommen.

Als Barbara gegen 17 Uhr zu Peter und Andrea kam, die vor Jahren ein altes Haus in Schöneberg gemietet hatten, saß Jörg ganz friedlich mit Markus zusammen und spielte Mensch-ärgere-dich-nicht.

»Mama ist einkaufen gegangen«, sagte Markus und: »Opa, du mogelst.« Jörg mogelte nicht, er hatte nur die Regeln vergessen und sah dabei ganz fröhlich aus.

»Wir waren vorhin spazieren. Ich habe aufgepasst, dass der Opa nicht stolpert.«

»Du bist ein Super-Enkel«, lobte ihn Barbara.

»Da hast du ganz recht«, bestätigte Jörg.

»Ich habe übrigens morgen Geburtstag, und Papi hat versprochen, dass wir alle zum Türken zum Essen gehen. Der ist nämlich mein Freund. Kommst du mit?«

»Wenn du mich so nett einlädst, komme ich bestimmt.« Markus schaute sie fröhlich an.

»Ich will heute Nacht bei Opa im Gästezimmer schlafen, damit er nicht so allein ist. Ich kann ihm dann auch helfen, wenn er aufs Klo muss.«

Andrea, du bist zwar eine alte Ziege, aber dein Sohn ist ein Schatz, dachte Barbara. Das ist genau das, was dein Schwiegervater braucht, jemanden, der ihn so nimmt, wie er ist, und ihn richtig gern hat. Sie selber konnte sich nun den ganzen Abend und die Nacht um sich selber kümmern, und sie würde sogar ihr Handy abstellen.

Ein befreundetes Ehepaar hatte Karten für die Deutsche Oper besorgt. Anschließend saßen sie noch in einer Alt-Berliner Kneipe und erzählten einander von den letzten Jahren, in denen sie nur miteinander telefoniert hatten. Es waren die typischen Altersgespräche: hier war jemand gestorben, dort krank, und jeder kannte jemanden, der nicht mehr ganz beieinander war, wie der Freund es nannte.

Als Barbara in ihr Hotel zurückgekehrt war, sah sie, dass zwei Gespräche auf ihrer Mailbox eingegangen waren. Beide Male war es Peter gewesen, der ihr sagte, dass er dringend mit ihr über den Vater reden müsse, und außerdem würde sich Markus freuen, wenn sie am nächsten Abend um 18 Uhr mit ihnen zum Türken gehen würde. Das passte ihr ganz gut, denn morgen wollte sie zur Museumsinsel gehen und die neuen Ausstellungen anschauen. Sie war lange nicht mehr dort gewesen, hatte nur immer gelesen, dass sich viel verändert habe. Anschließend konnte sie dann nach Schöneberg fahren. Jörg fehlte ihr, aber gleichzeitig genoss sie ihren kleinen Urlaub.

Nicht »der Türke« war Markus' Freund, sondern dessen Sohn Hamid, der mit ihm in die gleiche Klasse ging. Er war der Klassenbeste, unmittelbar vor Markus. Hamids Vater, Omar, kam an ihren Tisch und überreichte Markus ein großes Geburtstagspaket.

»Mach es erst zu Hause auf«, sagte er. Aber Markus öffnete natürlich sofort das Paket. Es war eine neue Märklin-Lokomotive.

Jörg schaute fasziniert darauf. »Darf ich morgen damit fahren?«, fragte er den Enkel. »Natürlich, Opa.« Das Restaurant hatte eine offene Theke, wo man sich sein Essen selber zusammenstellen konnte. Für die Geburtstagsfeier hatte Omar den Tisch liebevoll gedeckt. Jörg mochte solche Büffet-Partys nicht. Er blieb lieber sitzen und ließ sich etwas bringen, das er kannte, am liebsten Fisch.

Am Nachbartisch saß eine deutsche Familie mit zwei kleinen Kindern, die offensichtlich nicht zu förmlich erzogen waren. Auch bei ihnen gab es etwas zu feiern, mit Spaghetti und Tomatensoße. Es dauerte nicht lange und die Spaghetti samt Tomatensoße landeten auf dem Tischtuch und auf den Hosen der beiden Kinder. Alle lachten. Nur, als Jörg die Gräten seiner Dorade nicht auf dem dafür vorgesehenen Teller, sondern auch auf dem Tischtuch ablegte, erstarrten Peter und Andrea. Barbara kannte das, nahm ruhig die Gräten mit der Papierserviette auf und legte sie auf den dafür vorgesehenen Teller.

»Schaut nicht so blöd, ich sehe doch nicht mehr so gut«, knurrte Jörg.

Barbara streichelte seine Hand. »Wir werden in München demnächst zum Augenarzt gehen.«

Da waren sie zwar gerade gewesen, aber das mussten Peter und Andrea nicht wissen, auch nicht, dass Barbara und Jörg schon seit geraumer Zeit in der Küche aßen. Wenn Gäste kamen, gab es nur noch etwas, wozu man Messer und Gabel nicht brauchte. Sie hatte sich auch bei ihrer Mutter daran gewöhnen müssen, dass sie, die immer auf gute Tischmanieren bedacht war, am Ende ihres Lebens mit der eigenen Gabel das Gemüse aus der Schüssel nahm. In einem Restaurant war ihr das peinlich gewesen. Aber jetzt, bei Jörg, sah sie, dass er Spaß daran hatte, sich wie ein Kind zu benehmen. Warum auch durften Erwachsene und ältere Menschen das nicht mehr oder wieder? Warum durften nur Kinder selbstvergessen angeblich sinnlose Tätigkeiten machen? Wenn wir den Zenit erreicht haben, müssen wir doch alle zurück in die Ebene. Und dann ist es wieder wichtig, Ordnung in den Papierkorb zu bringen, den Inhalt auszuräumen, die Papiere ihrer Größe nach zusammenzulegen. Ist das nicht sinnerfülltes Leben pur, wenn man die Welten wechseln darf? Warum hat nur der Narr Narrenfreiheit? Durch Jahrhunderte war er an den Höfen der Reichen der einzig Weise gewesen.

Als sie aufstanden, flüsterte Peter ihr zu: »Ich bringe dich zu deinem Hotel.« Barbara spürte, dass er fast explodierte. Er war nicht der Mann, der in Narren Weise sah. Aber dann rührte er Barbara zutiefst. Im Auto hörte sie, dass seine Stimme brüchig wurde, dass er fast weinte. »Es ist so schrecklich mit Vater. Kann man denn gar nichts machen? Gibt es keine Medikamente? Muss er nicht in ein Pflegeheim?«

»Noch nicht«, erwiderte sie. Und dann, weil sie wusste, dass er ein frommer Katholik war: »Wenn ihr nicht werdet wie die Kinder, so werdet ihr nicht ins Himmelreich kommen!«

»Aber es geht doch nicht um das Reich Gottes, sondern um seinen Verstand und um das, was aus ihm wird.«

»Vielleicht hängt das eine mit dem anderen zusammen.« Barbara hörte sich plötzlich Worte sagen, die sie so bisher noch nicht gedacht hatte. Wenn Peter jetzt gefragt hätte, was sie meinte, hätte sie nicht antworten können.

»Lass deine Kinder so oft wie möglich nach München kommen. Sie wissen besser als wir Erwachsenen, wie man mit dem Großvater umgehen soll. Das Rechtliche ist geordnet, und mit den Finanzen geht es auch, selbst dann, wenn wir eine ständige Hilfe brauchen.«

Nur, vergiss es nicht: Wenn ihr nicht werdet wie die Kinder, so werdet ihr nicht ins Himmelreich kommen.

Das Kreuz brennt

Es war kalt geworden, jetzt im November hatte es zum ersten Mal den ganzen Tag über geschneit. Gegen Mittag hatte Jörg eine Schaufel genommen und versucht, den Eingang freizulegen. Sie sah, wie mühselig das für ihn war. Schon nach kurzer Zeit lief ihm der Schweiß von der Stirn, doch sie half ihm nicht. Es gab nur noch so wenig, was er wirklich allein tun konnte. Und diese Schaufelei schien ihm richtig Spaß zu machen. Sie sah auch, dass er versuchte, ein paar Klumpen zu formen, aber offensichtlich pappte der Schnee nicht genügend.

»Ich hätte so gern einen Schneemann gebaut«, sagte er, als er ins Haus zurückkehrte.

Er zog seine dicke Jacke aus und wischte mit dem Schal das Gesicht ab. Dann ließ er sich in seinem Lehnstuhl am Fenster nieder und zündete nach langer Zeit wieder einmal seine Pfeife an und schaute hinaus. Plötzlich hörte sie: »Das Kreuz brennt.«

Sie sah ihn aufmerksam an. »Das Kreuz brennt?«

»Das Kreuz brennt.« Nichts weiter. Seine Stimme klang nicht nach Panik, nicht nach Angst. Er war ganz ruhig, aber sein Blick ging weit weg, aus dem Fenster hinaus.

Was konnte das bedeuten, »das Kreuz brennt«?

Jörg war nicht das, was man einen gläubigen Menschen nennen würde. Er kam aus einer liberalen katholischen Familie. Wenn sie in eine Kirche gingen, bekreuzigte er sich, griff manchmal auch in das Weihwasserbecken und fand es langweilig, dass es in evangelischen Kirchen so etwas nicht gab.

»Das ist doch eine schöne Sitte«, pflegte er zu sagen. Ja, eine Sitte, das war es. Er glaubte an ein höheres Wesen, hielt aber fast alles, was seine Kirche in ihren Dogmen formuliert hatte, für altmodisch oder überholt. Die Messe war für ihn ein schönes Schauspiel, mehr oder minder gut inszeniert.

»Das geht mich nichts an«, pflegte er zu sagen. Kirche war für ihn mehr eine Lebensform, die für eine gewisse Ordnung sorgte und für viele Menschen, doch nicht für ihn, Heimat war. Aber er war freundlich zu kirchlichen Amtsträgern, konnte mit ihnen herzlich lachen und sie nett, langweilig, gescheit oder gebildet finden. Was sie predigten, fand er meist uninteressant.

»Das könnte doch besser sein«, pflegte er zu sagen.

Dass Barbara eine enge Bindung an ihre evangelische Kirche, dass sie in ihrer Kirchengemeinde gern Aufgaben übernommen hatte und viel mit Menschen zusammen war, die nach Gott suchten und darüber redeten, fand er, für sie, in Ordnung. Und dass sie, so oft es ging, am Morgen allein so etwas wie einen Meditationsspaziergang in der Natur machte, einfach nur schaute und Gedanken und Bilder kommen ließ, nahm er kommentarlos hin.

»Für mich ist das nichts. Ich mache lieber schon mal das Frühstück.«

Seit Barbara spürte, dass sich bei Jörg irgendetwas veränderte, etwas, das ihr unheimlich war, wurden ihr diese kleinen Morgenwanderungen immer wichtiger. Nicht, dass sie ihrer Angst einfach weglaufen konnte – nein, sie konnte leer werden und aus dieser Leere Gedanken, Bilder, Einfälle, Farben und eine Ahnung von Unendlichkeit und Weisheit aufsteigen lassen.

Was meinte das jetzt: das Kreuz brennt? Hieß das, es verbrennt, damit ist jetzt Schluss? Das Kreuz war ein christliches Symbol. Sollte es in Rauch aufgehen, damit es endlich weg wäre?

Was verbrannte da bei ihm? Es schien ihm keine Angst zu machen. Sollte sie das einfach stehen lassen oder ihn fragen?

Sie legte ihre Hand auf seine. Das war die Sprache geworden, die ihre eigene Hilflosigkeit ausdrückte, die ihn dann aber auch dazu anregte, ihr etwas zu erklären. Ohne dass er den Kopf zu ihr wandte, sagte er, wie zu sich selber: »Rot, lila, grün…, der Dornbusch, zieh deine Schuhe aus, der Ort ist heilig.« Er schwieg wieder. Dann sah sie, dass er eingeschlafen war. Sie nahm vorsichtig die kalte Pfeife aus seiner Hand.

Barbara hatte oft schon ähnliche Bilder gesehen, wenn sie einige Zeit schweigend auf einem Stuhl saß und ihrem Atem aufmerksam folgte. Oft sah sie dann Farben, die wie ein Nordlicht vor ihr inneres Auge traten, sich bewegten, sich auflösten und wieder zusammenfanden. Manchmal hörte sie Musik, und manchmal erfüllte sie eine ungeheure Liebe zu etwas, was größer war als alles, was sie kannte, und was sie dann Gott nannte. Erlebte Jörg jetzt etwas Ähnliches, jetzt wo sein Körper ihm nur noch wenig Beweglichkeit erlaubte? Erlebte er jetzt so etwas wie den Einbruch des Mysteriums? Sie sah plötzlich, dass er ganz steif wurde. Um Himmels willen, schrie es in ihr. Ist das Sterben? War er bereits auf dem Weg in die andere Welt? Will, darf, muss ich ihn nicht festhalten? Sie fühlte eine unendliche Traurigkeit in sich aufsteigen. Ihre Augen wurden feucht. Doch er atmete ganz ruhig, seine Gesichtsfarbe war fast rosig geworden. Sie zog einen Stuhl heran und setzte sich einfach neben ihn.

Plötzlich legte er seinen Arm um ihre Schultern. Es war seine Geste des Glücks. Er beschützte gern. Es machte ihn ruhig.

»Es ist schön hier drin«, sagte er, »aber ich friere ein bisschen. Ich könnte einen Grog brauchen.«

Sie stand auf. »Du warst gerade weit weg, nicht wahr?«

»Ich war nur etwas müde. Wahrscheinlich habe ich heute Nacht nicht genug geschlafen. Ich glaube, ich habe auch irgendetwas geträumt, ich war da in einer Ausstellung. Mit vielen Farben. Irgendetwas glühte, wie der Kanonenofen, den wir nach dem Krieg hatten. Ach, der Winter ist schön. Wir sind mit unserem Vater nach dem ersten Schnee immer nach Murnau gefahren. Dort lebten meine Großeltern. Da waren Nachbarskinder, mit denen wir eine Schneeballschlacht inszeniert haben. Und einen Schneemann haben wir gebaut. Der stand da bis Weihnachten. Und dann gab es heiße Milch mit Honig und ein Brot mit Butter und Zucker.«

»Wenn wir bei unseren Großeltern waren«, erinnerte sich Barbara, »mussten wir immer Handarbeiten machen. Stricken, Socken stopfen. Die Brüder durften in der Küche irgendwelche Laubsägearbeiten machen. Das hätte ich viel lieber gemacht als diese Mädchenarbeiten.«

»Und ich fand es toll, dass ich einmal einen Topflappen stricken durfte.« Sie lachten beide. Vielleicht sollte sie auch wieder einmal etwas stricken.

»Helga hat viel gestrickt, alle möglichen Pullover für die Enkel. Nur, die wollten die gar nicht haben. Aber es war das Letzte, was sie noch tun konnte.« Er hatte schon lange nicht mehr von seiner Frau gesprochen und auch noch nie so fließend.

»Ich mach dir jetzt einen Grog.«

Als sie aus der Küche zurückkam, saß er noch immer in seinem Lehnstuhl. Seine Augen waren halb geschlossen. »Wir werden sein wie die Träumenden«, hörte sie ihn immer wieder sagen. Eine Erinnerung musste ihm gekommen sein. Träumte er wieder, sah er etwas, was sie nicht erkennen konnte? Wieder hatte er ein glückliches Lächeln im Gesicht. Sie erinnerte sich, dass ihre Großmutter oft so dagesessen hatte. »Sie sinniert wieder«, hatte man gesagt.

Barbara stellte den Grog auf den Tisch vor seinem Lehnstuhl. Sie tat es ein wenig lauter als sonst, weil sie ihn nicht berühren wollte. Er musste alleine zurückfinden aus seiner Traumwelt. Oder war es seine Realität, die sie nur nicht erkennen konnte? Sie hatte bei ihrer Mutter im letzten Lebensjahr, und später oft auch bei anderen sogenannten Dementen, solche Abwesendheitsmomente, in denen sie gelöst und glücklich aussahen, entdeckt. Weggetreten, hatte sie einfach gedacht. Und war froh gewesen, dass Mutter so ruhig dasaß. Warum hatte sie eigentlich nie gefragt, was Mutter da erlebte? Später hatte sie einmal gelesen: »Ein demenzkranker Mensch stürzt nicht ab, sondern fliegt oft genug auf den Flügeln der Morgenröte in die Ferne, vielleicht sogar in eine andere Welt.« Und eine alte Pflegerin hatte ihr, als sie eine alte Tante in einem Heim besucht hatte, gesagt: »Sie ist meist weit fort, aber wohl nicht im Nichts.«

Aber wo war Jörg gewesen? Hatte er wirklich den brennenden Dornbusch gesehen? Für solche Bilder fehlte ihm jetzt mehr und mehr die Sprache. Er konnte in letzter Zeit so vieles nicht mehr konkret benennen. Vielleicht hatte das Kreuz gar nicht gebrannt, sondern nur in wunderbaren Farben geleuchtet?

Winter. Erinnerungen. Zieh deine Schuhe von deinen Füßen, denn der Ort, darauf du stehst, ist heiliges Land.

Die Vergangenheit ist die Gegenwart

Weihnachten näherte sich in großen Schritten. In den Geschäften gab es bereits Lebkuchen und Stollen, Glitzerkram und Schokoladenweihnachtsmänner. Die große Kaufschlacht warf ihre Schatten voraus mit Sonderangeboten, die als besondere Weihnachtsgeschenke angepriesen wurden. Was würden sie in diesem Jahr Weihnachten tun?

Zunächst einmal hatten sie, wie im vergangenen Jahr, mit großem Vergnügen Plätzchen gebacken. Sie würden sie nie allein aufessen, aber es machte ihnen beiden riesigen Spaß, beim Kneten, Ausrollen und Ausstechen Kindergeschichten zu erzählen. Aber was sie nun in diesem Jahr an Weihnachten tun würden, wussten Jörg und Barbara auch am 2. Adventssonntag noch immer nicht.

Im vorigen Jahr hatten sie schnell und unkompliziert entschieden, dass sie beide Weihnachten so feiern würden, wie sie es bisher immer getan hatten. Barbara hatte keinen Versuch gemacht, Weihnachten mit Jörg gemeinsam zu verbringen. Sie ahnte, dass ihn allzu viele Erinnerungen an seine letzten Ehejahre bedrängen würden. Da sollte er lieber dort sein, wo er ihnen am besten begegnen könne, also in seiner bisherigen Umgebung, gemeinsam mit seiner Familie. In den letzten Jahren, als seine Frau nicht mehr kräftig war, waren Peter und Christine jeweils für einen Tag nach München gekommen. Jörg hatte daran keine guten Erinnerungen. Aber er erzählte Barbara nicht, was eigentlich geschehen war und wie sie Weihnachten miteinander gefeiert hatten. Er meinte nur, er sei noch nie ein guter Weihnachtsfeierer gewesen.

Barbara war am Heiligen Abend bei Margot, einer guten Freundin gewesen. Seit Jahren hatten die beiden ihr eigenes Weihnachtsritual entwickelt, nachdem sie sich eingestanden hatten, dass es ihnen grauste, in einer anderen Familie Weihnachten zu feiern, Barbara bei irgendwelchen Familienangehörigen oder Freunden und Margot bei einem ihrer drei Kinder und ihren Enkeln, wo sie, wie sie sagte, nur der Blitzableiter der Familie sei und immer das Gefühl habe, sie müsse sich an einen fremden Weihnachtsrhythmus anpassen. So feierten sie den Heiligen Abend so, dass sie sich beide wohl fühlen konnten.

Sie beide liebten diesen beschaulichen Tag, wanderten lange in der oberbayerischen Landschaft, ließen sich verzaubern von der großen Stille, die über den Wiesen und Wäldern lag, probierten danach gegenseitig, was sie gebacken hatten, und lasen sich etwas Weihnachtliches vor, um immer tiefer in den Sinn der Heiligen Nacht einzutauchen. Zu mitternächtlicher Stunde gingen sie in Margots oder Barbaras Gemeindekirche, um die alten Weihnachtslieder zu singen und die Weihnachtsgeschichte zu hören.

Barbara war froh gewesen, dass Jörg sich, nach vielen Telefonaten, von den Berliner Enkeln hatte überreden lassen, zu ihnen zu reisen. Aber nur für zwei Tage, hatte er gesagt und den Rückflug schon für den zweiten Weihnachtsfeiertag am Spätnachmittag gebucht. Dann könne er abends noch mit Freunden zum Essen gehen. »Da kannst du mitkommen«, hatte er noch gesagt.

Auf ihre Frage, ob sie ihn zum Flughafen begleiten solle, hatte er unwirsch geantwortet, dass er das noch gut allein könne. Sie solle auch besser nicht in Berlin anrufen. Er würde es lieber selber am ersten Weihnachtsfeiertag tun. Als er sie dann anrief, schnaubte er: »Ich habe Weihnachten nie gemocht. Dieser Zwang, vor einem Baum zu sitzen und naive Lieder zu singen ist nicht zum Aushalten. Und Geschenke brauche ich auch nicht. Ein halber Tag würde doch reichen. Es widert mich an. Die Enkel brauchen mich schon gar nicht.«

»Soll ich dich abholen?«, hatte sie ihn gefragt.

»Nein, ich kann allein nach Haus kommen.« Das klang nicht sehr liebenswürdig. Und: »Wir können ja abends noch gemeinsam zu deinem Lieblingsitaliener gehen. Außer dir will ich niemanden mehr sehen.«

So waren sie dann verblieben und hatten nicht über sein, sondern nur über ihr Weihnachten geredet.

In diesem Jahr würde er weder bei Christine noch bei Peter sein. »Nicht noch einmal«, hatte er gesagt. Und hinzugefügt, dass es ihm nichts ausmachte, allein zu sein. Aber sie glaubte doch zu spüren, dass er Angst vor dem Alleinsein hatte, und sie selber würde auch nicht ruhig sein, wenn sie ihn allein zu Hause wüsste. Und so sagte sie Margot schweren Herzens den gemeinsamen Heiligen Abend ab.

Nach dem Tod des Vaters hatte Barbara fast jedes Weihnachten mit ihrer Mutter gefeiert.

So lange diese noch in ihrem alten Haus wohnte, hatte sie sich ganz dem gewohnten Vorweihnachts- und Weihnachtsleben angepasst. Sie hatten Besuch gehabt und andere Menschen besucht. Mutter hatte noch immer unendlich viel gebacken und gekocht. Sogar der übliche Gänsebraten musste es sein. Sie hatte das später sogar noch in der neuen kleinen Wohnung getan. Aber von Jahr zu Jahr war sie an den Feiertagen mehr und mehr erschöpft gewesen, am schlimmsten in den letzten zwei Jahren vor ihrem Tod, als sie schon im Mühlenheim lebte.

Barbara hatte sie dort nahezu an jedem Adventssonntag besucht, hatte ihr selbst gebackenes Weih-

nachtsgebäck mitgebracht und durfte sogar richtige Kerzen auf dem Adventskranz anzünden. Sie waren auch zweimal zusammen in der Kirche gewesen, und Mutter hatte fast noch alle altbekannten Lieder mitgesungen. Je mehr sich aber die eigentlichen Weihnachtstage näherten, umso erschöpfter wurde sie und gleichzeitig von einer kaum zu ertragenden Unruhe gequält. Ruhig wurde sie nur, wenn Barbara sie im Auto durch die Landschaft fuhr. Meist schlief sie dann ein. Sie konnte damals nur noch mühselig sprechen, fragte aber oft nach »Vati, Oma«, auch nach Anne, ihrer längst verstorbenen Schwester, manchmal nach Barbaras Geschwistern, aber seltsamerweise nicht nach den Enkeln. Am letzten Weihnachtsfest ihres Lebens war sie so erschöpft, dass sie fast die ganzen Feiertage im Bett zubrachte und die Pflegerinnen Barbara vorsichtig darauf vorbereiteten, dass Mutter vielleicht nicht mehr lange leben würde. Doch kaum waren die Feiertage vorbei, erholte sie sich und wollte wieder nach London fahren.

Viel später war Barbara klar geworden, dass ihre Mutter in der Advents- und Weihnachtszeit tief in ihre Jugend- und Kinderzeit eingetaucht war. Sobald damals die erste Adventskerze brannte, wurde gebacken, gestrickt, genäht, eingekauft, und da die Familie groß war und man noch alles möglichst selber machte, war die Vorweihnachtszeit anstrengend. Und an Weihnachten selber, wenn die Großfamilie anreiste, herrschte nicht nur eitel Sonnenschein. Es war anstrengend. Die größer werdenden Kinder wollten sich *keineswegs nur nach ihr und den Familientraditionen richten. Immer gab es spätestens am zweiten Weihnachtstag Krach und irgendjemand zog sich mit einer wirklichen oder eingebildeten Krankheit ins Bett zurück. Jetzt tat sie das selber.*

Mehrfach hatte Barbara versucht, herauszufinden, wie sich Jörg ihre gemeinsamen Weihnachtstage vorstellte.

»Ach, lass mich damit zufrieden«, war seine Antwort. »Es reicht mir schon, was ich in den Geschäften erlebe.«

Sie beobachtete jetzt öfter, dass es, je dunkler es draußen in der Natur wurde, umso schwieriger für ihn zu sein schien, die Monate und Tage auseinanderzuhalten. Eines Tages, Anfang Dezember, kramte er in den alten Schallplatten und Kassetten herum.

»Suchst du etwas Bestimmtes?«

Er antwortete nicht. Plötzlich zog er eine Kassette aus dem Regal und versuchte, sie in den Recorder einzulegen. Das misslang. Barbara stellte sich neben ihn und nahm seine Hand. Sie zitterte ein wenig, so, als sei er aufgeregt. Das Zittern hörte schlagartig auf, als aus dem Recorder »Ihr Kinderlein, kommet« erklang. Er hatte Weihnachtslieder gesucht, gefunden und zum Klingen gebracht. Sie sah in sein Gesicht. Es sah glücklich aus, seine Augen schauten verträumt auf den Recorder. Sie hörte, wie er Melodien und Texte mitsang. Wie bei Mutter, dachte Barbara. Die alten Kinderlieder werden erinnert. Nur jetzt nichts fragen, dachte sie. Aber vielleicht...

»Es begab sich aber zu der Zeit, dass ein Gebot…«, zitierte sie, und er fiel ein »von dem Kaiser Augustus ausging, dass alle Welt geschätzet würde.« Barbara erinnerte sich daran, dass sie als Kind, auf der Stufe zum Weihnachtszimmer, immer die Weihnachtsgeschichte aufsagen musste. Dann kam »Stille Nacht«, und dann endlich durften sie und ihre Geschwister an ihre Weihnachtstische. Sie würde das nachher Jörg erzählen.

Jetzt sprach Jörg mit ihr, stockte zwischendurch, stellte manche Worte um und fiel dann wieder mit den richtigen ein. Natürlich, sie sprach in der Luther-Übersetzung, er erinnerte wahrscheinlich einen katholischen Text.

Als Barbara eine Woche vor Weihnachten noch einmal in ihre Wohnung fuhr, holte sie aus ihrem Keller ihre eigene Weihnachtskrippe. In Jörgs Haus zurückgekehrt, stellte sie den Karton mit den Figuren auf das Fensterbrett neben seinen Lehnstuhl. Er beachtete die Schachtel zunächst überhaupt nicht. Gegen Abend aber griff er nach dem Deckel, öffnete ihn und nahm die in Seidenpapier verpackten Schafe heraus. Wieder nahm sein Gesicht diesen Traum-Ausdruck an.

»Die Krippe, endlich.« Er packte alle Figuren aus und stellte sie auf dem am Fenster stehenden kleinen Tisch auf: den Stall, die Krippe mit dem Jesuskind, den Engel, die Hirten und die Schafe.

»Ja«, dachte Barbara, »wir werden ein Kinderweihnachten feiern, sein Weihnachten mit seinen Eltern und Geschwistern.« Vielleicht war da noch etwas im

Keller, an das er sich erinnerte, und vielleicht würden sie beide daran Spaß haben.

Zunächst einmal aber kämpfte auch er mit einer großen Unruhe. Immer wieder ordnete er die Krippenfiguren neu an und wollte mehrmals am Tag das Haus verlassen. Am Ende gab Barbara nach, ließ ihn bestimmen, wohin er gehen wollte, und begleitete ihn. Er suchte irgendetwas, konnte aber nicht sagen, was ihm fehlte, und fand es offensichtlich auch nicht.

»Möchtest du irgendwohin fahren?«, fragte sie ihn immer wieder. Sie merkte, dass er nach Worten rang und endlich sagte: »Dahin, hinter dem Haus.«

»Was ist da?«

»Die Krippe.«

»Dann lass uns dahin fahren.«

»Nein, gehen.«

»Dann zeig mir, wohin.«

Als sie vor der Haustür standen, blickte er beunruhigt um sich. Dann lief er los. Nach einer Weile sagte er: »Nein, doch lieber fahren. In den Wald, in den Forstenrieder Park.« Barbara wusste noch immer nicht, was er wollte. »Was ist dort?« fragte sie.

»Die Krippe.«

Sie verstand noch immer nichts. Aber sie wollte ihm seinen Wunsch erfüllen, war jetzt auch wirklich neugierig. Sie fuhr auf einen der Parkplätze vor dem Gatter, mit dem die Forstverwaltung den Park, eigentlich einen großen Wald, gegenüber der vorüberführenden Autobahn absperrte. Jörg stieg aus, öffnete zielbewusst das Tor. Kaum konnte sie ihm folgen. Er lief vor ihr, ohne sich umzudrehen, und dann plötzlich wandte er sich nach links, vom Weg in das Unterholz, bückte sich und riss zwei große Moosstücke aus der Erde.

»Für die Krippe«, flüsterte er heiser und schaute sie glücklich an. Er sagte nicht: »Das haben wir immer einen Tag vor Weihnachten mit meinem Vater gemacht«, sondern nur: »Das ist doch meine Aufgabe, das Moos für die Krippe zu holen.«

Sie war jetzt sicher, dass sie Weihnachten zusammen in die Kirche gehen würden.

Die Vergangenheit ist die Gegenwart.

Liebe muss das aushalten können

Zwei Monate später war Barbara drei Tage mit dem Auto bei ihrer jüngeren Schwester in Würzburg, die das Altwerden hasste. Barbaras wiederholter Spruch »Über 50 knarrt es überall« hatte sie mit deutlichem Widerwillen angehört. Sie sah so aus, als hätte sie antworten wollen: »Bei mir aber besonders.« Aber sie hatte es nicht gesagt, sondern gleich erzählt, was alles »knarre« und wie viele Medikamente sie jetzt nehmen und wie oft sie zum Arzt gehen müsse.

Trotzdem waren es ein paar schöne Tage gewesen, mit dem Wachrufen von Erinnerungen, Fragen und Antworten über Familienangehörige und gemeinsame Freunde. Der Mann ihrer Schwester war vor fünf Jahren nach einer langen, nicht besonders glücklichen Ehe gestorben. Es gab drei Töchter und sieben Enkel, die aber weit entfernt ihr eigenes Leben, in den USA, in Singapur und in Berlin, lebten.

Von unterwegs hatte sie Jörg angerufen und ihm gesagt, dass sie gegen Abend mit einer Kiste fränkischem Sylvaner zu ihm kommen würde. Diesen Wein liebten beide. Er verband sich mit der Erinnerung an ihr erstes gemeinsam verbrachtes Wochenende. Sie fuhr aber nicht direkt zu ihm, sondern zunächst in ihre eigene Wohnung, um die Post und ihre E-Mails zu lesen und die Blumen zu gießen. Gegen 19 Uhr war sie bei ihm, nicht nur mit den Bocksbeuteln, sondern auch mit geräucherten fränkischen Bratwürsten, Holzofenbrot und dem Gefühl, dass das Leben ihr unglaublich viel Glück gegeben hatte.

Vor seinem Haus standen alle möglichen Maurerutensilien, Farbkübel und eine Duschwanne. Er hatte ihr am Telefon nichts von einem Handwerker erzählt, auch in der vergangenen Tagen hatte er nie angedeutet, dass etwas repariert werden müsste. Sie läutete vorsichtshalber zweimal, schloss dann die Tür auf und fiel fast über weiteres Werkzeug und Verpackungskisten. Jörg saß in seinem Lieblingsstuhl im Wohnzimmer. Er wirkte völlig erschöpft, stand auch nicht auf, um sie zu begrüßen. Ihr Gefühl sagte ihr: »Vorsicht – irgendetwas ist passiert« und: »Achtung, es ist sein Haus.«

Tatsächlich sagte sie nur: »Du hast Handwerker? Ist etwas passiert?«

Er stand noch immer nicht auf. Sie legte ihren Arm um ihn und küsste ihn sanft. Er ließ es sich gefallen, ohne sich zu bewegen.

»Ich habe geräucherte fränkische Bratwürste und frisches Holzofenbrot mitgebracht. Wollen wir gleich etwas essen?«

»Du kannst nicht in die Küche. Der blöde Handwerker hat seinen ganzen Kram dort gelassen.« Sie berührte noch einmal mit den Lippen sein Gesicht und sagte ruhig: »Ich schau mal.«

»Nein«, schrie er plötzlich, »das geht dich gar nichts an.«

»Vorsicht«, sagte ihr Gefühl erneut. Sie zog einen Stuhl heran und setzte sich neben ihn.

»Ich habe in Würzburg sehr an unser erstes gemeinsames Wochenende gedacht. Vor 35 Jahren.«

Er war wieder ruhig geworden, hatte die Augen geschlossen. Sie nahm seine Hände und streichelte ihn.

»Man hat die alten Weinbergwege asphaltiert, und alles industriemäßig gestaltet. Scheußlich.«

Jetzt sah Jörg sie an. »Diese idiotischen Techniker. Ich wollte dir eine neue Dusche machen lassen, damit du nicht immer in mein Bad gehen musst. Aber der Maurer hat sich geweigert. Er könne keine neuen Anschlüsse machen.«

»Wo willst du sie denn hinbauen?« fragte sie und merkte, dass Angst in ihr aufstieg.

»Na, ja, in die Küche.«

»Aber da ist doch gar kein Platz.«

»Natürlich ist dort Platz. Er sollte den Besenschrank wegmachen – und dann sagt der, das reiche nicht aus.«

»Aber ich brauche doch keine neue Dusche. Wenn ich mich nicht bei dir waschen kann, gehe ich halt eine Treppe höher ins Gästezimmer.«

»Das Gästezimmer brauche ich für meine Bücher. Ich habe schon welche hinaufgetragen, deshalb bin ich auch so kaputt.«

Bloß nichts antworten, sagte ihr Inneres. Irgendetwas Schlimmes musste geschehen sein.

»Darf ich jetzt in die Küche? Ich habe fürchterlichen Durst.«

»Ja, geh nur und bring mir auch etwas mit.«

»Wasser oder Saft oder Bier?«

»Von deinem Wein und eine Scheibe Brot.«

In der Küche war ein fürchterliches Durcheinander. Der Besenschrank war abgerückt, der daneben stehende Kühlschrank ausgeräumt. Überall lagen Nahrungsmittel, Milchtüten, Käsereste und Gemüse herum. Die Suppe vom letzten Freitag war offensichtlich nicht angerührt worden. Langsam glaubte sie zu verstehen und doch auch wieder nicht, weil die Botschaften nicht zusammenpassten. Vielleicht hatte er ihr eine Freude machen wollen, ihr etwas sehr Intimes in seinem Haus schenken wollen. Gleichzeitig wollte er sie nicht in seinem Bad haben. Warum?

Wieder einmal hatte sie ihre Mutter besucht. Anfang Mai. Die Luft voller Blütenduft. Überall brummten Bienen und versprachen in ein paar Monaten Obst in

Hülle und Fülle. Endlich war der Winter vorbei. Er hatte lange genug gedauert. Noch vor zwei Wochen hatte es nachts gefroren. Nun war es wie Auferstehung nach dunklen Tagen. Sie würde mit Mutter spazieren gehen, Blumen pflücken und sich freuen, am Leben zu sein.

Als sie die Tür öffnete und gerade fröhlich singen wollte: »Der Winter ist vergangen…«, versagte ihr fast die Stimme. Mutter saß im Lehnstuhl, ein Häufchen Elend. Als Barbara ihr einen Kuss auf die Backe gab, reagierte sie überhaupt nicht. Ihr Haut war kalt, die Hände eisig.

»Geht es dir nicht gut?«, fragte sie vorsichtig. »Du bist ganz kalt, willst du dich nicht auf dem Balkon ein bisschen in die Sonne setzen und dich aufwärmen?«

»Ich kann nicht, ich habe schlimmen Durchfall.«

»Hast du dir den Magen verdorben?«

»Ich habe gar nichts gegessen. Die Ärztin hat mir ein neues Abführmittel verschrieben, und das ist mir wohl nicht bekommen.«

Barbara setzte sich neben ihre Mutter. »Soll ich dir einen Zwieback holen oder einen Haferschleim kochen?«

»Nein«, sagte Mutter unwirsch. »Ich will gar nichts, nur meine Ruhe haben. Und geh nicht aufs Klo. Da stinkt's.«

Barbara streichelte ihre Hand. Geduld. Da war noch etwas, über das ihre Mutter nicht reden wollte oder konnte. »Und wie ist es mit einem Tee? Ich würde mir selber gern einen machen.«

»Geh ruhig. Ich brauche nichts.«

Barbara ging in die Küche. Da war ein merkwürdi-

ger Geruch, so als sei der Mülleimer lange nicht ausgeleert worden. Aber nicht nur das. Sie öffnete das Müllfach. Ja, das war es. Der Müllsack war voller dreckiger Unterwäsche. Mutter hatte den Durchfall entsorgt. Nun gut, sie kann es sich leisten, ihre Wäsche wegzuwerfen. Aber eigentlich war sie immer sparsam gewesen. Diese Generation konnte ja nie etwas wegwerfen. Wäsche wurde richtig totgewaschen und -geflickt. Aber gleichzeitig musste es ihr schrecklich peinlich sein, sich nicht kontrollieren zu können. Barbara ging in den Flur und dann leise in das Bad, wo auch das WC stand. Auch dort muffelte es. Aber das hatte Mutter schon angekündigt. Barbara hob den Deckel vom Schmutzwäschekorb. Da war nichts Außergewöhnliches.

In der Zwischenzeit hatte das Teewasser gekocht. Barbara goss das Wasser auf die Teeblätter in der Kanne, nahm zwei Tassen aus dem Schrank und legte den mitgebrachten Käsekuchen auf einen Teller und Löffel und Kuchengabeln dazu. Mutter sollte sehen, dass sie ihr etwas mitgebracht hatte. Sie setzte sich wieder neben sie und goss ihr Tee ein. »Den Kuchen kannst du stehen lassen, bis es dir besser geht.«

»Nein, gib ihn her. Ich habe Hunger.«

»Dann geht es dir wieder besser?«

»Ich habe dir ja gesagt, dass die Ärztin mir ein viel zu starkes Abführmittel gegeben hat. Und der Kuchen sieht gut aus. Erzähl, wie es dir gegangen ist in der letzten Woche.«

Mutter hatte jetzt wieder eine bessere Gesichtsfarbe und ihre Hände sahen nicht mehr schlohweiß aus.

Eine Stunde später meinte sie, sie würde gern noch ein bisschen an die frische Luft gehen. Allein wolle sie nicht mehr gehen, sie stolpere jetzt oft.

»Aber du solltest doch noch eine dicke Jacke anziehen. Ich hole sie für dich.«

Barbara ging in den Flur. Aber da war keine Jacke. Also öffnete sie die Tür zum Schlafzimmer und dann die zum Kleiderschrank. In diesem Augenblick hörte sie Mutters schrille, wütende Stimme.

»Du sollst nicht ohne mich zu fragen in mein Schlafzimmer und an meine Schränke gehen.«

Barbara war verblüfft. Das war neu. Sie hatten bisher in dieser Hinsicht keine Geheimnisse vor einander gehabt. »Ich hole doch nur deine Jacke.«

Und da war es: im Schrank lagen unzählige Schlüpfer und Hemden, und es war deutlich zu sehen, dass sie eingekotet und voller Urin waren. Mutter hatte sie versteckt. Niemand sollte sehen, dass sie offensichtlich nicht mehr bis zum Klo gekommen war.

»Darf ich den Kühlschrank wieder anstellen und zurückschieben?«

»Ja, mach das ruhig.«

Sie würde auch den Besenschrank zurückschieben. Aber was, wenn der Handwerker morgen früh wiederkam?

Erst einmal etwas essen. Sie stellte Teller und Besteck auf ein Tablett, holte einen Bocksbeutel aus dem Karton, den sie vor die Haustür gestellt hatte, legte die Bratwürste auf eine Platte und deckte den Tisch.

»Kannst du die Flasche öffnen?«, fragte sie. »Sie hat noch einen richtigen Korken für deinen Superkorkenzieher.«

Er stand auf, reckte sich und schaute sie an. »Danke, dass du gekommen bist. Ich wusste nicht, dass der Handwerker so blöd ist. Jetzt lassen wir es halt so wie es ist. Er soll sein Zeug morgen holen. Aber sag du es ihm, sonst hält er mich noch für verrückt.«

Die Atmosphäre war wieder klar. Nach einer Dreiviertelstunde war der Bocksbeutel leer, und sie holte noch einen. Es blieben noch ein paar Bratwürste für morgen. Sie stand auf und brachte das Geschirr in die Küche. Irgendwann heute Nacht würde sie dort Ordnung schaffen müssen. Als sie in das Zimmer zurückkam, saß er wieder in seinem Lehnstuhl und sah die Fernseh-Nachrichten. »Ich bringe nur schnell meine Tasche hinauf«, sagte sie zu ihm. »Geh nur, auf der Welt ist sowieso nichts los. Aber komm bald zurück.«

Sie versuchte, sehr leise die Treppe hinaufzugehen. Im Badezimmer öffnete sie alle Schränke. Es war nichts Auffälliges zu sehen. Aber dann merkte sie, dass der kleine Handtuchschrank ein wenig anders stand. Er musste ihn abgerückt haben. Obenauf lag ein großes Badetuch. Sie nahm das Handtuch fort.

Er musste wieder Durchfall gehabt haben. Ja, und dann hatte er halt die schmutzigen Hosen hinter dem Schrank versteckt. Sie steckte sie in einen Beutel und legte diesen im Flur so hin, dass er ihn nicht sehen konnte. Irgendwann würde sie die Wäsche in den Keller bringen und dort waschen. Nur, was sollte sie zu ihm sagen, das ihn nicht bloßstellen würde? Am liebsten hätte sie ihn angeschnauzt, dass er doch nicht ein neues Bad bauen müsste, nur damit sie nicht merke, dass er Darm und Blase nicht mehr kontrollieren konnte. Vielleicht wollte er es ihr aber nur ersparen, ihn so hinfällig zu erleben? Irgendwann würde sie mit ihm darüber reden müssen.

Liebe, dachte sie, muss das aushalten können.

Im Winter ist es kalt

Er sollte zum Arzt gehen. Aber wie das erreichen? Er war immer jemand gewesen, der viel davon sprach, wie gut es ihm gesundheitlich gehe, im Vergleich zu anderen. Dabei war er von Krankheiten nicht verschont geblieben, sogar nicht von ernsthaften. Schon vor Jahren hatte man ihm einen Herzschrittmacher eingesetzt, sein rechtes Knie sollte operiert werden, und nachts fuhr er, der Augen wegen, schon seit zwei Jahren nicht mehr Auto. Er war kein Jammerer, eher jemand, der ein bisschen zu sehr mit seiner körperlichen Leistungsfähigkeit prahlte und sich lobte, weil er sich noch um andere, denen es gesundheitlich nicht so gut ging, kümmern könne. Natürlich wollte er eines Tages schnell sterben, keine Schmerzen haben und bis zuletzt klar im Kopf sein.

Ihre vorsichtigen Hinweise, man könne heutzutage etwas gegen Vergesslichkeit tun, wies er ab. Das sei alles nur, weil er zurzeit nicht genug an die frische Luft käme. Er müsse nur endlich mit einem Gutachten, an dem er seit über einem Jahr arbeitete, fertig werden, dann müsse er nicht mehr so viel am Schreibtisch sitzen. Nein, da war eine Mauer. Barbara allein würde es nicht schaffen. Sie musste einen seiner Arztfreunde ansprechen.

Am nächsten Tag fuhr sie in ihre Wohnung. Von dort würde sie telefonieren. Jörg war jetzt immer fast ängstlich, wenn sie sein Haus verließ, und versuchte, sie zurückzuhalten. Wenn sie ihn an ihr beiderseitiges Abkommen erinnerte, sich gegenseitig Freiheit zu lassen, entschuldigte er sich. Neulich hatte er gesagt: »Bitte komm bald zurück. Das Haus ist so leer, wenn du nicht da bist.«

»Gewöhn dich nicht so an mich«, hatte sie ihm ins Ohr geflüstert und ihn zärtlich umarmt, »es reicht, dass ich mich an dich gewöhnt habe.«

Sie rief in der Praxis seines Hausarztes an und bat um einen Rückruf. Eigentlich war dieser gar kein Hausarzt, sondern ein bekannter Internist, der mehrere Jahre jünger als Jörg war. Die beiden waren weitläufig miteinander verwandt, und Jörg war der Patenonkel eines seiner Kinder. Es dauerte eine ganze Zeit, bis der Rückruf kam.

»Es geht um Jörg. Ich mache mir große Sorgen um ihn. Er ist in letzter Zeit so merkwürdig, vergisst so viel und ist manchmal fast ein wenig verwirrt.«

»Sie meinen, er ist ziemlich verwirrt? Als ich ihn das letzte Mal sah, schien er mich fast nicht zu erkennen.«
Also hatten es auch andere schon gemerkt.

»Und was soll ich jetzt machen?«

»Er will einfach nicht zu einem Arzt gehen. In dieser Hinsicht lässt er sich von mir nichts raten. Er ginge erst zum Doktor, wenn ihm etwas weh täte, pflegt er zu sagen. Aber vielleicht schaffen Sie es, ihn einfach zu sich locken.«

Er lachte. »Ich will es versuchen. Ich komme am Wochenende vielleicht ganz zufällig bei Ihnen vorbei. Ich rufe aber vorher an, damit ich sicher bin, dass er zu Hause ist.«

Barbara atmete auf, konnte nur sagen: »Danke. Sie müssen wissen, sein Verhalten erinnert mich sehr an meine Mutter. Sie war die letzten Jahre ihres Lebens mehr als verwirrt. Aber das ist fast zwanzig Jahre her. Ich denke, die Medizin ist jetzt ein ganzes Stück weiter.«

»Das schon. Aber nach wie vor können wir Ärzte nur aufschieben, nicht wirklich heilen.«

Am folgenden Samstag rief er an. Er habe in Jörgs Nähe etwas zu tun und wolle sich hinterher zu einem Kaffee einladen lassen. Man habe sich ja auch schon lange nicht mehr gesehen.

Jörgs Antwort klang nicht sehr erfreut. »Ja, wenn du meinst, du musst. Barbara kann sich mit dir unterhalten. Ich muss arbeiten.«

Und zu Barbara sagte er etwas später: »Was will der denn? Ich würde lieber mit dir ein paar Stunden wandern.«

«Ein paar Stunden...«, dachte sie. »Das können wir doch am Vormittag machen. Außerdem finde ich ihn nett.«

»Na, dann kannst du ihn ja amüsieren. Vielleicht kommt er ja nur deinetwegen?«

»Dann freue ich mich aber besonders auf ihn«, lachte sie. »Es ist schön, wenn du ein wenig eifersüchtig bist.« Und dachte dabei, dass das so gut sei.

Am Samstag waren die Berge wieder ganz nah. München hatte einen perfekten Föhntag. Sie waren am Vormittag spazieren gegangen und hatten dann zusammen einen Zwetschgenkuchen gebacken, Jörgs Lieblingskuchen. Er hatte geholfen, die Zwetschgen zu entkernen, und wollte sie auch selber auf den Teig legen. Aber anstatt sie parallel zum Blechrand anzuordnen, verursachte er ein riesiges Durcheinander. Die Zwetschgen lagen übereinander, an manchen Stellen waren große Löcher entstanden und von geraden Reihen keine Spur.

»Kann ich das nicht machen?«, hatte sie gefragt.

»Immer meckerst du an mir herum. Ich habe dir doch schon gesagt, dass ich eine neue..., neue – ach, ich habe schon wieder das Wort vergessen.«

»...eine neue Brille brauche.«

Als Wolfgang kam, war Jörg plötzlich die Liebenswürdigkeit in Person, goss Kaffee ein, erkundigte sich intensiv nach Karl, dem Patensohn, aber konnte sich an den Namen von Karls Frau nicht erinnern.

»Du siehst nicht gut aus«, stellte Wolfgang fest. »Herzprobleme?«

»Nein, nur manchmal bin ich furchtbar müde, aber schlafe in der Nacht kaum.«

»Dann solltest du mal in meine Praxis kommen. Du warst lange nicht mehr bei mir. In deinem Alter solltest du etwas häufiger zum Arzt gehen.«

»Ja, sollte ich wohl. Aber ich habe so viel zu tun. Und wenn du meinen Schreibtisch sehen würdest, der wird überhaupt nicht leer.«

»Trotzdem, lass dir für bald bei meiner Helferin einen Termin geben.«

Barbara ließ die beiden Männer allein. Sie müsse mit ihrem Bruder telefonieren, der am nächsten Tag mit seiner Frau nach Umbrien fahren wollte. Von ihrem Zimmer hörte sie die beiden angeregt miteinander reden und hin und wieder laut lachen.

Als Wolfgang gegangen war und Jörg auf die Terrasse zurückkehrte, sah er entspannt und fröhlich aus.

»Es ist schön, gute Freunde zu haben. Man hat immer etwas miteinander zu bereden. Er hat schon recht, ich sollte ihn nächste Woche besuchen. Ich war schon lange nicht mehr bei ihm.«

Am folgenden Dienstag fuhren sie beide in die Stadt. Nein, sie wolle nicht mit ihm in die Praxis gehen. Was solle sie denn dort? Sie wolle sich eine Ausstellung im Stadtmuseum ansehen, die neulich in der Zeitung gut besprochen worden war. Danach könne man gemeinsam zum Mittagessen gehen. In der Nähe vom Stadtmuseum solle es ein neues vegetarisches Restaurant geben. Wäre das nicht auch etwas für ihn?

Von diesem Tag an folgte eine Untersuchung der anderen. Der Ring um ihr Herz wurde immer enger. Auch Jörg wurde immer unsicherer und ängstlicher.

»Bin ich denn krank?«, fragte er jetzt öfter, vor allem, nachdem man ihn zu einem Neurologen und dann in die Universitätsklinik zu einem Psychiater geschickt hatte. Er wollte jetzt nicht mehr allein in die Stadt fahren, und auch sie selber traute sich kaum mehr, wenigstens einmal in der Woche in ihre Wohnung zu fahren.

Seine beiden Kinder riefen neuerdings häufiger an. Sie hatte ihnen angedeutet, dass ihr Vater etwas schwierig geworden sei, vieles vergesse und oft Orientierungsschwierigkeiten habe.

In den Nächten nahm sie ihn jetzt häufiger in ihre Arme. »Ist es nicht wunderbar, dass wir uns lieben dürfen«, flüsterte sie ihm zu – und er: »...und es noch können.« Und dann: »So möchte ich sterben, in deinen Armen.«

»Und was soll ich dann ohne dich machen?«

Dann kam der Tag, an dem er ihr sagte, der Psychiater habe nun eine Diagnose, über die er mit ihm reden wolle. Er habe auch gebeten, Barbara mitzubringen. Jörgs Stimme hatte ihre Festigkeit verloren. Sie lehnte sich an ihn und streichelte sein Gesicht. »Ich bleibe bei dir, so lange du willst, auch wenn du krank sein solltest. Besser ein kranker Jörg als gar keiner.«

Am vereinbarten Tag fuhren sie mit der S-Bahn in die Universitätsklinik. Zum Glück mussten sie nicht warten. Der Professor, den sie schon flüchtig bei einer

Tagung kennengelernt hatte, kam ihnen betont freundlich entgegen. Er zeigte ihnen alle möglichen Röntgenbilder, sprach davon, was man alles untersucht hatte, und dann fiel wie ein Fallbeil das Urteil: »Wir können nicht ausschließen, dass Sie die Alzheimer-Krankheit haben. Sie müssen jetzt nicht gleich erschrecken –« (Idiot, dachte sie, Jörg ist doch nicht dumm, so etwas nimmt man doch nicht wie einen Schnupfen.) »– wir haben jetzt Medikamente, die zwar nicht heilen, aber den Verlauf der Krankheit verlangsamen. Sie können sicher noch einige Jahre gut und glücklich leben.«

Barbara sah, wie Jörg zusammengezuckt war und jetzt, trotz seiner fast 1.85 ganz klein wurde. Sie beugte sich zu ihm hinüber und streichelt seine Hand.

»Ich bleibe bei dir, weil ich dich brauche und dich liebe, was auch immer passiert.«

Er wandte sich ihr zu und lächelte mit diesen Lachfalten um die Augen, in die sie sich noch immer verlieben könnte. Aber in seinen Augen sah sie Tränen.

Er stand auf. »Also, dann können wir ja gehen.«

»Sie sollten jetzt mindestens alle vier Wochen in unsere Alzheimer-Sprechstunde kommen.« Das war's.

Im Winter ist es kalt.

Kerzen sieht man besser in der Nacht

Als sie das Kliniktor verlassen hatten, fragte sie ihn: »Taxi oder Trambahn?«

»Taxi.« Der Taxistand war in unmittelbarer Nähe. Als sie Platz genommen hatten, legte Barbara ihre Hand auf die seine. Unwirsch schob er sie weg und legte aber genau so schnell seine Hand auf die ihre.

»Wir schaffen das schon«, sagte er mit fester Stimme. Und noch einmal: »Wir schaffen es schon, wenn du mich bei dir behältst.«

Sie schaute ihn von der Seite an. Ach Mutter, dachte sie, ich werde das genauso wenig aushalten können wie mit dir. Aber gleichzeitig hörte sie sich sagen: »Ich habe es dir versprochen.«

Sie schwiegen, bis sie an seinem Haus angekommen waren.

Barbara ging mechanisch in die Küche, um einen Tee zu machen. Jörg öffnete die Verandatür.

»Es ist stickig.« Sie hörte, dass er in den Garten hinausging. Als sie mit dem Tee ins Zimmer ging, sah sie, dass er in dem Sommerblumenbeet Unkraut herausriss.

Als er zurückkam, setzte er sich nicht neben sie, sondern in den Sessel ihr gegenüber.

»Bitte sage nichts den Kindern. Die werden das schon früh genug mitbekommen. Christine wird sofort anbieten, dass ich zu ihr ziehe. Aber nach Ulm gehe ich nicht. Und Peter ist als Krankenpfleger überhaupt nicht geeignet. Nach Berlin würde ich sowieso nicht gehen.«

Sie schwieg, weil sie versuchte zu erspüren, was jetzt in ihm vorging. Aber sie fühlte immer nur ihre eigene Traurigkeit. Genügte für das, was bevorstand, ihre Liebe?

»Ich werde mich in den nächsten Tagen in einem Seniorenheim anmelden, das eine gute Pflegeabteilung hat.«

Sie blickte ihn erstaunt an.

»Ich hatte ein so schönes Leben, und ich konnte viel tun, für mich und für andere. Jetzt geht das eben zu Ende.«

Sie sagte noch immer nichts. Sie versuchte, sich krampfhaft daran zu erinnern, als ihre Mutter ihr sagte: »Ich habe mich jetzt in einem Altersheim angemeldet. Ich will nicht, dass ihr über mich entscheidet.«

Es gelang nicht. Wir kennen etwas erst, wenn wir am Ort sind.

»Ich möchte hier eine Katze haben.«

Sie wusste selber nicht, was ihr da gerade eingefallen war.

Jörgs Augen weiteten sich. »Das wollte ich doch auch schon immer. Als Kind hatte ich einen Kater, Noah. Nach seinem Tod wollte ich nie wieder ein Tier haben.«

Barbara selber liebte Katzen und hatte auch immer wieder eine oder zwei gehabt. Die letzte war, kurz bevor sie immer häufiger bei Jörg war, von einem Auto überfahren worden.

»Wir fahren morgen gleich ins Tierheim, um eine Katze zu holen.«

Er sagte es so bestimmt wie selten in der letzten Zeit. Alzheimer-Kranke haben wenig Geduld. Alles muss sofort sein. Wie oft hatte sie zu ihrer Mutter gesagt: »Warte doch. Wir können das auch später machen«, bis sie merkte, dass Mutter nicht mehr warten konnte.

»Lass uns unseren Katzenbeschluss feiern«, schlug sie vor. »Wir haben noch den Wildlachs im Gefrierschrank, den uns einer deiner Freunde zu deinem Geburtstag mitgebracht hat.«

Sie gingen beide in die Küche, so als sei nichts geschehen, schon gar nichts, was ihr Leben in der Zukunft grundlegend verändern würde.

Sie feierten, wie man wohl nur feiern kann, wenn man nicht mehr viel Zeit hat. Sie tranken seinen Lieblingswein, bis sie beide beschwipst waren, und er sagte: »Lass uns ins Bett gehen. Ich möchte ganz nahe bei dir und in dir sein. Die Zeit auskaufen.«

Als er sich später von ihr löste, spürte sie, dass sein Gesicht nass war. Er weinte.

Am nächsten Tag war er schon sehr früh auf, viel früher als die Nachbarn, von denen er sich den Reisekorb ihrer Katze borgen wollte. Barbara fürchtete schon, er würde sie aufwecken. Er beschloss, erst Frühstück zu machen. Aber es war immer noch zu früh. Das Tierheim würde erst später öffnen.

»Ruf doch erst an und frage, wann dort jemand ist.«

Jörg war enttäuscht, als sich niemand meldete. Aber immerhin sagte der Anrufbeantworter, dass ab 11 Uhr

Mitarbeiter anwesend wären. Er wurde immer unruhiger, lief durch das ganze Haus und überlegte laut, wo für die Katze ein guter Platz wäre.

»Geh erst einmal Katzenfutter kaufen«, riet sie ihm. »Die Katze muss doch die ersten Wochen im Haus bleiben, bis sie weiß, wo sie zu Hause ist Und da muss sie etwas Gutes zu fressen haben. Also bring verschiedenes Katzenfutter mit, damit sie ausprobieren kann, was ihr schmeckt.«

Nach einer halben Stunde kam er mit einer Riesentüte mit Katzenfutter zurück. Ach ja, sein Einkaufen wurde immer teurer. Er konnte offensichtlich nicht mehr einschätzen, wie viel zwei Personen – oder eine Katze – für das tägliche Leben brauchten. Aber es war in letzter Zeit auch vorgekommen, dass er nur mit einer Sache vom Einkauf zurückkam, obwohl er vorher alles aufgeschrieben hatte, was sie brauchten. Das würde häufiger vorkommen. Noch machte es ihm doch Spaß, durch einen Supermarkt zu gehen.

Auf der Fahrt zum Tierheim war er aufgeregt wie ein kleines Kind. Er erzählte von Noah, seinem Kampf mit dem strengen Vater, der verboten hatte, dass der Kater in Jörgs Bett schlief.

»Wir haben uns geeinigt, dass er immer in meinem Bett schlafen darf, wenn ich eine Eins in der Schule bekommen würde. Dann hatte ich viele Einsen.«

Sie lachten beide. War das Galgenhumor oder Verdrängung – oder hatten sie beide den gestrigen Tag einfach vergessen?

Im Tierheim versuchte eine freundliche Mitarbeiterin herauszubekommen, ob sie eine bestimmte Katze haben wollten.

»Sie soll vor allem schmusig sein«, sagte Barbara.

»Ich glaube, ich habe da etwas für Sie. Sie wurde vor ein paar Tagen von den Enkeln einer alten Dame gebracht, die sehr krank ist. Unser Tierarzt hat sie untersucht. Sie ist völlig gesund, kastriert und auch regelmäßig geimpft worden. Die Kinder meinten, sie sei vier Jahre alt und habe nur im Haus gelebt. Sie sollten sie jetzt noch nicht in den Garten gehen lassen. Hallo, Lea, hier ist jemand für dich, jetzt musst du nicht mehr traurig sein.«

Die Katze erhob sich in ihrem Käfig und kam an das Gitter. Sie rieb ihren Kopf an Jörgs Hand.

»So sah die Freundin von Noah aus, meinem Kater, als ich ein Kind war«, erklärte Jörg der Tierpflegerin. »Schwarz mit einem weißen Fleck auf der Brust.«

Sie stellten den Katzenkorb auf die hinteren Sitze im Auto. Wie zu erwarten war, schrie die Katze erbärmlich.

»Fahr schneller«, sagte Jörg.

»Willst du, dass ich uns drei an einen Baum fahre?«

»Ist für mich ja doch egal.«

»Aber dann ist auch die Katze tot oder muss leiden.«

»Kannst du nicht halten? Dann gehe ich nach hinten und nehme die Katze auf den Schoß.«

»Sie kennt dich doch noch nicht und wird dann nur völlig verrückt.«

Aber sie hielt doch an. »Setz dich am besten neben den Korb und mach die obere Klappe ein bisschen auf. Dann kannst du sie streicheln. Vielleicht beruhigt sie das.«

Als sie wieder fuhren, schaute sie in den Rückspiegel. Da saß kein Held, sondern ein kleiner Junge, dem man alles genommen hatte, was für ihn wichtig war: seinen Verstand, sein Gedächtnis, sein Ansehen, seine Freizügigkeit, aber der noch genau wusste, dass es nichts Wunderbareres gab, als ein weiches Fell zu streicheln.

Im Haus angekommen, stellte Jörg den Korb in die Küche. Die Katze war nun ganz ruhig und blickte aufmerksam auf seine Hände, die eine Büchse öffneten. Er stellte den Teller vor die kleine Tür des Reisekorbes und öffnete sie. Lea kam vorsichtig heraus und näherte sich ganz langsam dem Futter. Jörg redete mit sanfter Stimme auf sie ein, nahm dann etwas Futter auf die Finger und hielt es der Katze hin. Sie schnupperte und leckte ein bisschen daran, fand es zunächst aber wichtiger, ihr neues Zuhause zu untersuchen.

»Ich mache jetzt einen Tee«, sagte Barbara. Jörg war der Katze ins Wohnzimmer gefolgt. Sie hörte ihn ganz leise und liebevoll mit dem Tier reden.

Als sie mit dem Tablett ins Zimmer kam, saß er auf seinem Lehnstuhl und schlief. Lea schnurrte auf seinem Schoß.

Kerzen, dachte sie, sieht man am besten in der Nacht.

Das Nest im Ahornbaum

Im Februar hatte Christine angerufen und ganz sachlich mitgeteilt, dass sie für ein paar Tage nach München komme, um nach ihrem Vater zu sehen. Sie werde Barbara dann ablösen, hatte sie gesagt. Barbara war das sehr recht. Sie würde ein paar Tage in ihrer Wohnung verbringen, aufräumen, Briefe schreiben, zum Zahnarzt gehen und sich bei Freundinnen und Freunden zurückmelden. Zurückmelden? Sie hatte das Gefühl, unendlich lange weggewesen zu sein – in irgendeinem fremden Land.

Jörg war in den letzten Wochen gut um sich zu haben gewesen. Es war, als habe er sich mit seinem Zustand abgefunden. Von Krankheit sprachen sie selten. Es war nicht so, dass sie das verdrängten. Dazu waren Jörgs Ausfälle zu offensichtlich. Sie wussten beide, dass er krank war, und das half vor allem Barbara, seine Schwierigkeiten und seine häufigen Wutausbrüche und Unfreundlichkeiten nicht allzu persönlich zu nehmen. Und Jörg selber, so hatte sie oft den Eindruck, fing an, die Diagnose zu vergessen. Nicht so, wie man Termine und Geschichten vergisst, sondern eher, wie ein See vergisst, dass der Wind ihn gekräuselt hat, wenn dieser aufgehört hat zu wehen. Er war ruhiger geworden, saß viel in seinem Lehnstuhl mit halb geschlossenen Augen, die Katze auf dem Schoß. Oft musste sie ihn drängen, einen Spaziergang mit ihr zu machen. Am liebsten ließ er sich von ihr im Auto durch die Gegend fahren. Dabei schlief er meist nach kurzer Zeit ein. Bei ihrer Mutter hatte sie oft das Gefühl gehabt, eine Autofahrt sei für sie wie eine Ausfahrt im Kinderwagen.

In den Nächten war er oft unruhig, stand auf und kam in ihr Zimmer, legte sich aber nicht zu ihr. Oft stand er nur in der Tür und schaute zu ihr hinüber. Manchmal erhob sie sich, führte ihn vorsichtig zu seinem Bett und legte sich neben ihn. Irgendwann hatte er gesagt: »Du hast so ein weiches Fell.« Das hatte sie auf den Gedanken gebracht, die Katze in seinem Bett schlafen zu lassen. Von diesem Tag an war seine nächtliche Unruhe deutlich geringer geworden. Nur als er hörte, dass Christine kommen wolle, hatte er nachts wieder mehrfach nach Barbara gerufen und war erst wieder ruhig, als sie zu ihm kam und ihn streichelte. Meist schlief er erst wieder ein, wenn er seinen Kopf zwischen ihre Brüste legen konnte.

Als die Putzfrau das Gästezimmer in Ordnung brachte, fragte er sie mehrmals, warum das denn nötig sei. Es komme doch kein Besuch. Barbara dachte erst, er sage das, weil Christine ja kein Besuch sei, sondern ein Familienmitglied. Dann merkte sie, dass er ihr Kommen einfach nicht wahrhaben wollte, aber das nicht in Worte fassen konnte. Als Christine dann vor der Tür stand und ihm um den Hals fallen wollte, schien ihm das mehr als unangenehm zu sein. »Lassen Sie mich in Ruhe«, sagte er.

»Aber Papa, ich bin es doch, Christine.«

Er schaute sie gleichgültig an. »Dann komm herein. Aber ich habe wenig Zeit.«

Christine schaute ihn völlig verdattert an. Barbara hatte zwar am Telefon versucht, sie darauf vorzubereiten, dass ihr Vater sich seit ihrem letzten Besuch sehr verändert habe. Aber Christine konnte sich offensichtlich nicht vorstellen, was das bedeutete.

Im Gästezimmer standen frische Blumen und, darauf hatte Barbara besonderen Wert gelegt, Spielsachen und Kinderbücher lagen im Bücherregal. Es war und blieb schließlich Christines Elternhaus, auch wenn sie es früh verlassen hatte. Jörg hing sehr an den Enkeln, und sie war sicher, auch an Christine. Nur gab es da offensichtlich zwischen Vater und Tochter Spannungen, die wohl nie wirklich ausgesprochen worden waren. Wenn Barbara versucht hatte, ihn darüber zu befragen, war er sehr einsilbig gewesen. Manchmal hatte er nur erwähnt, dass es zwischen Mutter und Tochter immer wieder gekracht habe. Mehr nicht.

Als Barbara und Christine sich kennenlernten, waren sie sehr höflich miteinander umgegangen. Irgendwann hatte Christine gesagt, sie sei sehr beruhigt, dass ihr Vater nicht allein leben müsse, und hatte Barbara das Du angeboten. Sie hatte auch noch hinzugefügt, dass es da einige Leichen im Keller gäbe, über die sie aber nicht reden wolle. Irgendwann würde sie das mit ihrem Vater schon noch bereinigen können. Barbara wusste, dass es jetzt dazu zu spät war. Wer in das Nichts versinkt, vergisst, die Gesunden können kaum vergessen.

Sie hatte versucht, von Jörg herauszubekommen, was Christine gern zum Abend essen würde. Er hatte sie verständnislos angesehen. »Na, halt irgendetwas.« Also hatte sie das vorbereitet, was Jörg gern aß, heiße Tomatensuppe und geräucherte Forellenfilets.

Christine redete viel, erzählte von den Kindern, ihrer Arbeit und fragte nach Münchner Freunden. Jörg konnte darauf nicht antworten, er schien auch Namen und Gesichter nicht mehr zusammenbringen zu können. Barbara spürte, dass Christine immer verwirrter und ärgerlicher wurde.

Nach dem Essen bat Barbara Jörg, eine Flasche Wein aus dem Keller zu holen. Es sah sie mit einem völlig leeren Blick an und sagte, er ginge jetzt in sein Zimmer, er habe zu arbeiten.

»Aber Papa«, sagte Christine, »bleib doch hier. Ich bin doch deinetwegen gekommen.«

»Ich habe dich nicht darum gebeten. Du kannst ja früh ins Bett gehen und dich ausschlafen.«

Christine verstummte erschrocken. Sie half den Tisch abzuräumen und stand unschlüssig herum.

»Komm«, sagte Barbara, »wir trinken den Wein halt allein. Es ist besser, ihn nicht zurückzuhalten. Vielleicht kommt er von allein wieder zurück. Dein Vater ist sehr schwierig geworden, und auch ich weiß oft nicht, wie ich richtig mit ihm umgehen soll. Jedenfalls ist es wichtig, dass du gekommen bist. Schau dir erst einmal an, wie er ist. Man kann das so schlecht erzählen.« Dennoch versuchte sie es. Aber sie merkte schnell, dass Christine kaum zuhörte. Sie telefonierte lange mit ihrem Mann und sagte immer wieder: »Es ist schrecklich.«

Am nächsten Morgen, ehe Jörg aufgestanden war, fuhr Barbara weg. Christine hatte versprochen, ihm beim Anziehen zu helfen. Der Kühlschrank war gefüllt, Vater und Tochter sollten erst einmal in Ruhe frühstücken. Christine plante, alte Freundinnen anzurufen und vielleicht mit dem Vater spazieren zu gehen. Du wirst alles selber sehen, aber auch dich selber, wenn du Augen hast, dachte Barbara.

Es war ein schöner Wintertag. In der letzten Woche hatte es geschneit, in ihrer Wohnanlage hatten Kinder einen Schneemann gebaut. Sie kam nach Hause.

Anna-Maria, ihre Wohnungshüterin, fiel ihr um den Hals. »Ich freue mich so, dass du wieder ein paar Tage da bist.«

»Dann lass uns zusammen frühstücken. Ich habe frische Brötchen mitgebracht.«

Ja sie war wirklich zu Hause. In Jörgs Haus war sie seinetwegen, sie hatte ein Zimmer und ihn, aber sie war dort nicht zu Hause. Das gab ihr Freiheit.

Sie hörte Anna-Maria gern zu, die offensichtlich bis über beide Ohren in einen Mitstudenten verliebt war, und da gab es viel zu erzählen. Sie wollte schnell in die Uni, um ihn zu sehen.

»Bring ihn doch heute Abend mit. Ich würde ihn gern kennenlernen.« Das war nicht die Neugierde einer alten Frau, sie wollte nur gern wissen, wer häufig in ihrer Wohnung war.

Den Tag über telefonierte sie viel. Ihre Zahnärztin gab ihr erst einen Termin für die nächste Woche. Dann verabredete sie sich mit ihrer Freundin Eva zum Kaffeetrinken, dann mit einer anderen für den nächsten Tag ins Kino. Ja, sie war zu Hause, aber doch nicht wirklich angekommen. Sie dachte an Jörg und seine Tochter. Hoffentlich ging alles gut. Sie ertappte sich dabei, dass sie immer wieder zum Fenster hinausstarrte, einfach so. Und dabei sah sie es, das Nest im Ahornbaum. Sie hatte es zuvor nie wahrgenommen. Aber das hätte ja auch nicht sein können, denn sie war zuletzt hier gewesen, als der Ahorn noch voller gelber Blätter leuchtete. Wer da wohl dieses Nest gebaut hatte, und wer da wohl ausgebrütet worden war? Je älter sie geworden war, umso schöner fand sie kahle Bäume. Sie zeigten, wer sie waren. Nichts verhüllten sie. Sie waren ihre eigene Wahrheit. Und jetzt war sogar das Nest da, eine Zeit von Blättern verhüllt, eine Zeit leer und unbewohnt und jetzt beschaubar.

Ihre Freundin Eva hatte vor drei Jahren ihren Mann verloren, ganz plötzlich. Herzinfarkt. Aber erst nach seinem Tod hatte Eva erzählt, dass bei ihm, der 15 Jahre älter als sie gewesen war, deutliche Anzeichen einer Demenz vorhanden gewesen seien. Sie habe sich nur nie getraut darüber zu sprechen. Es hatte auch nie eine Diagnose gegeben. Barbara war froh, dass sie wusste, was mit Jörg los war. Sie meinte, deshalb könne sie darüber auch mit anderen Menschen reden. Es tat gut, mit jemandem Erfahrungen auszutauschen, der wusste, um was es ging. Und so wurde es ein langer Nachmittag, an dem zwei ältere Frauen, die eine Flasche Wermut leerten, übereinander lachten. Sie hatten Zeit. Anna-Maria hatte auf dem Handy angerufen und gesagt, dass ihr Juan am Abend nicht kommen könne.

Als sie gegen acht abends, leicht beschwipst, in ihre Wohnung zurückkehrte, läutete das Telefon. Es war Christine. Sie schluchzte:

»Bitte komm zurück. Es ist entsetzlich, ich halte das nicht aus. Vater ist so aggressiv. Nichts mache ich richtig. An nichts kann er sich erinnern, und über nichts kann man mit ihm reden. Das hält doch niemand aus, dieses Herumgerenne ist ja entsetzlich. Er muss dringend in ein Heim. Ich kann ihn doch nicht zu mir nehmen. Ich kann nicht mehr. Bitte, bitte komm.« Barbara wusste, dass sie genau dies nicht tun würde. Nein, sie würde jetzt nicht zu Jörg und Christine fahren. Morgen vielleicht. Die beiden mussten miteinander die Wahrheit anschauen.

Sie sagte nur: »Ich kann jetzt nicht kommen, und morgen habe ich mich mit Freunden verabredet. Aber nach dem Mittagessen könnten wir uns in der Stadt treffen und einen Kaffee trinken.«

»Aber man kann den Papa doch nicht allein lassen, in diesem Zustand…«

»Doch, kann man. Koch ihm etwas Gutes. Er schläft dann gern und lang. Und sag ihm, er soll auf die Katze aufpassen. Die schläft sowieso am liebsten bei ihm.«

»Und wenn er aus dem Haus geht?« Christines Stimme zitterte.

»Er ist kein Wegläufer. Außerdem wird es ihm zu kalt sein.«

»Gut, ich werde kommen.«

»Dann ruf mich an, wenn du wegfährst. Aber bitte nicht nach 15 Uhr. Ich will endlich wieder einmal ins Kino gehen.«

Das Nest im Ahornbaum sieht man nur, wenn der Baum kahl ist.

Die Töchter der Weisheit

Am nächsten Tag trafen sie sich am frühen Nachmittag auf dem Marienplatz am Fischbrunnen.
»Wo wollen wir hingehen?« fragte Barbara.
»Am liebsten in irgendein Café am Viktualienmarkt.«
Barbara überließ es Christine, den Platz zu finden, wo sie reden konnten. Auf dem Weg dorthin sprachen sie wenig. Christine sagte nur, sie habe ihrem Vater die Steaks gebraten, die im Kühlschrank lagen, und einen Salat gemacht. Er habe dabeigestanden und zugesehen, aber kaum etwas gesagt.
»Wir haben uns gestern Abend entsetzlich gestritten.«
Barbara lächelte. »Das ist nicht schwer. Um was ging es denn?«
»Er hat mir vorgeworfen, ich hätte ihn betrogen.«
War das der Kadaver im Keller? Barbara sagte nichts und wartete.
Im Café bestellten beide einen caffé latte.
»Hier haben wir uns nach der Schule oft getroffen.«

Ja natürlich, Christine war hier in die Schule gegangen. Sie hatte gerade Abitur gemacht, als Jörg und Barbara sich kennenlernten.

»Dein Vater liebt dich sehr.«

»Aber das konnte er mir nur zeigen, als ich klein war. Später war er nur wütend, nachdem ich ihm gesagt hatte, dass ich von einem Mann, den er nicht mochte, ein Kind erwarte. Dass ich dann mein Jura-Studium abgebrochen und eine Lehre als Buchhändlerin gemacht habe, hat er mir nie verziehen.«

»War das der Betrug?«

»Ich glaube, ja. Aber es war mehr. Ich habe es eigentlich erst jetzt verstanden, dass sich damit für ihn ein Teil seiner eigenen Lebensgeschichte wiederholt hat. Auch er hat ja geheiratet, damit ich nicht als uneheliches Kind auf die Welt käme. Eure Generation hatte ihre eigenen Moralbegriffe. Und dann habe ich Sabines Vater nicht geheiratet. Ich wollte von Papa kein Geld. Deshalb habe ich die Lehre gemacht und bin mit einer Freundin, die auch ein Kind hatte, zusammengezogen. Später kam noch ein Kind, Michael. Damals lebte ich schon mit Heinz zusammen. Wir haben später geheiratet und sind bis heute sehr glücklich. Die Eltern waren gut und liebevoll zu Peter und mir. Miteinander waren sie es wohl nie. Mutter hat ihn wahrscheinlich geliebt, aber sie war so anders als er und wollte sein Leben nicht wirklich teilen. Er war der erfolgreiche Präsident, und sie blieb die Sekretärin. Sie wären nie auf die Idee gekommen, sich scheiden zu lassen. Als sie krank wurde, hat er wie ein Felsbrocken neben ihr gestanden, auch wenn er immerzu unterwegs war. Er hätte auch mich gern beschützt, aber ich wollte selbständig sein.«

Christine schaute Barbara offen an. »Liebst du ihn?«

»Er war von Anfang an meine große Liebe.«

»Und er, liebt er dich?«

»Ich weiß es nicht. Er war immer sehr liebevoll zu mir. Jetzt scheint er mich oft mit jemand anders zu verwechseln.«

Christine legte ihre Hand auf Barbaras Arm. Sie lächelte. »Dann sag ich es dir, weil ich ihn besser oder anders kenne, als du ihn. Er liebt dich wirklich.«

Barbaras Stimme wurde ein wenig brüchig. »Frauensolidarität?«

»Auch. Aber die Wahrheit.«

Die beiden Frau lachten jetzt beide laut.

Christine wurde wieder ernst. »Wie hältst du ihn aus? Ich bin schon nach 24 Stunden kaputt. Du wirst das nicht mehr lange ertragen können.«

»Ja«, sagte Barbara, »eines Tages wird er in einem Pflegeheim besser aufgehoben sein. Aber bis dahin wird es noch eine Zeit dauern. Die Möglichkeiten für eine ambulante Versorgung, vor allem die Pflegemittel und die Technik, sind heute viel besser geworden, als sie es zur Zeit der Krankheit meiner Mutter waren. Vielleicht brauchen wir irgendwann eine Hilfe, jemanden, der zwei oder drei Tage in der Woche, auch nachts, im Haus ist und der mit ihm spazieren geht. Er stützt sich so oft auf mich, und das ist mir jetzt schon fast zu viel.«

Christine schaute sie aufmerksam an. »Bist du in einer Angehörigengruppe oder so etwas ähnlichem?«

»Nachdem meine Mutter gestorben war, habe ich mit vielen Menschen gesprochen, die etwas Ähnliches erlebt haben. Das hat mir gut getan. Aber da wussten wir noch nicht viel von Demenz und Alzheimer. Jetzt kann ich mit den Nachbarn und seinen Freunden offen darüber reden und sie auch immer wieder einmal um Hilfe bitten. Und ich höre aufmerksam hin, wenn man, zwar noch ganz zaghaft, über so etwas wie eine neue Kultur im Umgang mit Menschen mit Demenz redet.«

»Eine neue Kultur?«

»Ja eine, in der die Alzheimer-Kranken nicht nur als Körperhülsen gesehen werden, die von all dem verlassen sind, was angeblich Menschsein ausmacht und für die man nichts mehr tun kann, als sie satt und sauber und in Sicherheit zu halten. Bei deinem Vater beobachte ich, dass er, wenn er so weggetreten ist, nicht wirklich unglücklich zu sein scheint und dass er ein ganz großes Bedürfnis nach Liebe, von mir, von dir, von der Katze, hat und nach einer für ihn sinnvollen Betätigung, nicht Beschäftigung, sucht. Ich glaube, er erlebt jetzt sich und seine Welt ganz unmittelbar neu und nicht gefiltert durch Wissen und Verstand – auch wenn er darüber nicht reden kann. Nur, ich weiß noch nicht ganz richtig, was das für mich bedeutet und wie ich mit ihm umgehen soll. Noch habe ich nicht die Brücke zu seiner neuen Welt gefunden. Dabei glaube ich, dass er genau darauf wartet, dass ich ihn neu verstehe.«

»Du bist sehr stark.«

Barbara konnte darauf nicht antworten. Sie schaute auf die Uhr. »Ich muss jetzt aufbrechen. Ich will mit Freunden ins Kino gehen. Sowas brauche ich immer wieder. Und du gibst mir die Gelegenheit dazu. Danke dafür.« Die beiden Frauen erhoben sich.

»Frauensolidarität«, sagte Christine und umarmte Barbara. »Danke für alles.«

»Danke auch dir für deinen Besuch. Ich komme morgen zum Frühstück und bringe frische Brötchen mit. Lass deinen Vater den Tee machen. Es ist sein Ritual. Ich habe ihm sogar das Wort ›early morning tea‹ beigebracht.«

Vor dem Cafe verabschiedeten sie sich voneinander. Barbara hatte noch ein wenig Zeit und beschloss, durch die Fußgängerzone in Richtung Kino zu gehen. In Gedanken führte sie das Gespräch mit Christine weiter.

»Kein Wunder, dass du dich mit deinem Vater streitest. Du bist ihm so ähnlich. Aber offensichtlich habt ihr nie eure Beziehungen wirklich geklärt. Ihr habt nie darüber geredet, wie wichtig ihr füreinander seid. Jetzt ist es zu spät. Jetzt musst du vergessen oder akzeptieren.«

Barbara hatte auch mit ihrer Mutter das, was zwischen ihnen lag, nicht mehr bearbeiten können. Aber das war eine andere Zeit. Man klärte damals keine Beziehungen. Man litt und schwieg. Diese junge Generation konnte das doch besser oder sollte es besser können. Barbara konnte nur zuhören, vielleicht helfen, das eine oder andere zu klären. Aber eben nicht mehr mit Jörg. Sie musste aushalten, dass manche seiner Erinnerungen ihn wütend machten. Und sehnsüchtig. Vielleicht war Christine die Frau, mit der er sie oft verwechselte.

Sie war froh, dass sie außer ihrer Liebe keine gemeinsame Geschichte mit ihm hatte, mit Kindern, Freunden, seinen Erfolgen und Misserfolgen, mit gegenseitigen Verletzungen und Missverständnissen. So musste auch nichts geklärt werden. Noch verspürte sie nicht dieses Pflichtgefühl ihm gegenüber, wie sie das gegenüber ihrer Mutter gehabt hatte und wie sie es bei vielen Ehefrauen oder Ehemännern von Alzheimer-Kranken gesehen hatte, fühlte sich auch nicht als Märtyrerin. Sie lebte mit ihm in der Gegenwart, seiner Gegenwart. Ob es eine Zukunft geben würde, wusste niemand. Gewiss, Jörg und sie hätten noch vieles machen können, reisen, aufeinander warten, sich von Büchern erzählen, die sie gelesen hatten, Musik hören, miteinander an einem See stehen und zuschauen, wie sich das Wasser kräuselt, wenn der Wind darüber weht. All das ging bei ihm seit Monaten nicht mehr. Als sie gemerkt hatte, dass er das, was er las, nicht mehr verstehen konnte, hatte sie versucht, ihm Kurzgeschichten vorzulesen. Dabei war er immer wieder eingeschlafen. Wie weit Musik ihm heute mehr bedeutete als eine Klangkulisse, wusste sie nicht. Sie merkte nur immer wieder, dass er ruhig wurde, wenn sie eine CD einlegte. Ob sie ihn wirklich erreichte, ob er wusste was er hörte, blieb ihr verschlossen.

Am Anfang ihres Zusammenlebens hatte sie ihn oft nach Ereignissen aus seinem Leben gefragt. Er hatte dann von seinen Eltern erzählt und dass er ein viel geliebtes Kind gewesen sei. Auch von seinem Studium, seinen beruflichen Wegen und seinen Kindern berichtete er gern. Über seine Ehe sprach er so gut wie nie. Noch hatte er Augenblicke, in denen er fast ganz klar war. Allerdings glaubte sie, eine unendliche Trauer bei ihm zu spüren. Dann sagte er: »Du hättest Besseres verdient als einen alten Trottel wie mich.«

Manchmal hatte sie den Verdacht, dass er das sagte, um von ihr zu hören, dass sie den alten Trottel liebe. Aber genügte für das, was bevorstand, ihre Liebe? Wenn es nichts mehr zu erzählen gab, wenn er ihr immer mehr entglitt in eine Welt, zu der sie keinen Zugang hatte? Und was, wenn ihr Leben vor ihm zu Ende ginge? Wenn sie einsehen müsste, dass sie selber am Ende sei? Warum musste sie ein zweites Mal bei einem Menschen, dem sie sich sehr nahe fühlte, das Versiegen von Sprache und Verstand miterleben?« War das eine Chance, um hinter das Geheimnis der Krankheit zu kommen, zumindest ein wenig den Schleier zu heben, der darüber lag?

Sie blickte auf die Menschen, die an ihr vorbeihasteten, versuchte, ihnen in die Augen zu schauen und zu ergründen, ob sie noch lebten, eine Zukunft hatten oder nur noch in ihrer Erinnerung vorhanden waren und ob sie wissen wollten, woher sie kämen und wohin sie gehen würden. Wusste sie, was in ihnen vorging?

Sie fühlte sich ihnen nahe, spürte fast so etwas wie Liebe zu dieser zerbrechlichen Welt, deren Geschöpfen, Menschen und Tieren. Erstaunlich, dachte sie, wo mich das Menschengetümmel in Fußgängerzonen aufregt und manchmal sogar wütend macht. Habe auch ich mich in den letzten Monaten verändert?

Die Töchter der Weisheit, der Heiligen Sophia, heißen Vera, Nadeshda, Lubow – Fides, Spes, Caritas – Glaube, Hoffnung, Liebe.

Der Mond im Kornfeld

Christine kam jetzt jeden Monat einmal. Sie schickte auch öfter ihre Kinder, die dem Großvater von ihrem Studium erzählten und es als völlig normal ansahen, dass er sie oft nicht erkannte oder merkwürdige Dinge erzählte.

Wieder war es Mitte Oktober, ein goldener Oktober. Seit Tagen schien die Sonne und heizte die Luft auf über 20 Grad.

»An unseren See«, sagte Jörg. »Ich war so lange nicht mehr da.« Der Ton, in dem er es sagte, war gleichgültig.

Barbara stellte ihm seine Wanderschuhe in die Diele und ging in die Küche, um ein paar belegte Brote und eine Thermoskanne mit Tee zu machen. Als sie in den Flur zurückkam, saß er verzweifelt auf einem

Stuhl und versuchte die Schuhbänder zu binden. »Kann ich dir helfen?«, fragte Barbara.

»Kann ich doch selber.«

Aber er konnte es nicht. »Meine Finger sind so steif geworden.«

Ohne ein Wort zu sagen, kniete sie sich neben ihn und band die Schuhbänder zu. »Nimm auf jeden Fall deinen Anorak mit.«

»Brauche ich nicht.«

»Aber vielleicht bleiben wir bis zum Abend, und dann wird es doch schon sehr kühl.«

Er öffnete die Haustür. Sie nahm seine Jacke über ihren Arm. Im Auto war es warm. Er öffnete das Fenster. »Wo wollen wir hinfahren?«, fragte er.

»An unseren See.«

Wenn er sie früher besuchen kam, waren sie manchmal zum kleinen Nußberger Weiher hinausgefahren und hatten dort lange auf einer Bank gesessen. Er hatte den Arm um sie gelegt, manchmal auch den Kopf auf ihre Schultern, und beide hatten ohne Worte einfach auf das Wasser gesehen. Faustzeit hatte sie das genannt und gewünscht, dieser Augenblick möge unendlich lange dauern.

Am See stellte sie das Auto auf dem kleinen Parkplatz ab. Er stieg mühsam aus. »Wann fahren wir nach Hause?«

»Wir wollen doch ein wenig laufen und dann auf unserer Bank sitzen und die Sonne genießen.«

Sie liefen vielleicht 300 m. Dann blieb er stehen. »Wann fahren wir nach Hause?«

»Lass uns noch bis zu unserer Bank gehen.«

Das Laufen schien ihm schwer zu fallen, es dauerte eine Ewigkeit, bis sie sich hinsetzen konnten.

»Möchtest du ein Brot und heißen Tee?« Er sagte nichts, streckte nur die Hand aus, nahm ein Brot und verspeiste es mit großem Appetit. Und sagte nichts. Würde er den Arm um sie legen und seinen Kopf auf ihre Schulter?

Er blickte teilnahmslos in die vergoldete Landschaft. Früher Herbst. Bäume und Büsche hatten sich bereits verfärbt. Der Wald schimmerte gelblich, und die Wiese am See war an den moorigen Stellen rotbraun geworden. Die Fichten standen schwarzblau vor einem leer gebürsteten dunkelblauen Himmel. Herbstlicht. Seine Schönheit schmerzte.

Neben der Bank lag ein kleines Wasserloch, vielleicht zwei Meter im Durchmesser. In ihrer Kindheit hatten Barbara und ihr ein wenig jüngerer Bruder im Herbst oft aus bunten Blättern Schnecken auf das Wasser gelegt. Alles musste schnell gehen, denn die Oberflächenbewegung des Wassers drängte die Blätter auseinander. Fast immer war ein Fabeltier daraus entstanden, und sie überboten sich in wilden Spekulationen darüber, was das für ein Vieh wäre. Das größte Vergnügen aber war, wenn die Schnecke sich nicht nach außen bewegte, sondern zu einer langen Schlange wurde. Sie hatten sich wie Schöpfer einer neuen Welt gefühlt.

Sie stand auf und ging an den Rand des Wasserlochs. Es war flach, es bestand keine Gefahr hineinzufallen. Sie nahm ein paar bunte Blätter und versuchte das alte Kinderspiel. Davon wollte sie Jörg, wenn die fertige Schnecke auf dem Wasser schwamm, erzählen. Sie merkte, dass er sie aufmerksam beobachtete. Aber er sagte nichts. Sie nahm mehr Blätter, die Schnecke wurde größer.

Plötzlich stand er auf, beugte sich neben ihr über das Wasser und sagte mit einem ganz klaren Satz: »Du musst das anders machen. Man muss von außen nach innen bauen.«

Mit einem Stock rührte er die Blätter durcheinander, nahm neue hinzu und fing an, einen Kreis zu bauen. Aber der war geschlossen. Wie wollte er von außen nach innen kommen? Sie wartete. Das Wasser bewegte sich nicht. Er blickte einen Augenblick auf die Blätter. Und dann murmelte er vor sich hin: »Der Mond im Kornfeld.«

Sie blickte ihn an. »Wolltest du nicht eine Schnecke bauen?«

Noch einmal flüsterte er: »Der Mond im Kornfeld.« Sie verstand nichts. Was hatte die Schnecke mit dem Mond zu tun? Der Mond scheint doch nicht im Kornfeld, höchstens darüber. Und er liegt nicht darin. Aber er hatte es liebevoll gesagt. Vor diesem Mond hatte er keine Angst.

»Nach innen«, flüsterte er, fast beschwörend. Und ganz sanft berührte er mit dem Stock ein Blatt und schob es nach innen. Dann schob er andere Blätter dazu.

»Das Labyrinth«, flüsterte er. »Es ist ein Labyrinth.« Sie blickte von der Seite auf seine Augen. Er war wie in Trance. »Das Labyrinth, endlich.«

Sie verstand noch immer nichts. Sie wusste, was ein Labyrinth ist, hatte auch gesehen, dass ein Labyrinth zu bauen in Mode gekommen war. Man fand es nicht mehr allein in Meditations- oder sogenannten Einkehrhäusern, sondern auch auf Kinderspielplätzen und neuerdings sogar an oder in großen Industriebauten. Wenn man darauf lief, war es nicht nur wichtig, hinein, in das Zentrum, zu kommen, sondern auch wieder hinaus. Erinnerte ihn das Labyrinth an irgendetwas? Aus seiner Kinderzeit, aus seiner Ehe? Wenn ich nur an ihn herankäme. Sie spürte Traurigkeit in sich aufsteigen, auch weil sie wusste, dass sie jetzt nichts fragen dürfe, nur warten, warten, warten.

Er hatte schon eine Weile wie abwesend auf sein Werk geschaut, gespannt wie eine Feder. Wartete er, dass sein Verstand ihm etwas zu tun oder zu erklären befahl? Nichts geschah. Dann plötzlich bewegte er sich. Er schien etwas zu suchen. Seine Hand strich über den Boden, bewegte sich fast wie im Kreis darüber hin und hob dann ein winzig kleines Steinchen auf und setzte es auf das innerste, leuchtend gelbe Blatt.

»Ja, so muss es sein«, sagte er, aber schaute sie noch immer nicht an. »So muss es sein.« Jetzt lächelte er. Sein Blick war plötzlich ganz klar.

»Du hast ein schönes Laubbild gebaut«, sagte sie, hoffend, er würde es ihr jetzt erklären. Aber er schien es vergessen zu haben, wie jetzt so häufig. Er sah Dinge, die für sie verborgen blieben, möglicherweise sahen sie auch ganz anders aus, als sie sie wahrnahm. Und es mussten anrührende, schöne Bilder sein.

Er stand auf, streckte sich. »Es ist schön, dir diesen Platz zu zeigen. Ich war lange nicht mehr hier, hatte ja nie Zeit. Und Helga hatte sowieso schon seit Jahren keine Lust mehr, zu laufen und in die Natur zu gehen.«

Schon seit geraumer Zeit hatte er nicht mehr einen solch komplizierten und langen Satz gesprochen. Er setzte sich wieder zurück auf die Bank, legte seinen Arm um ihre Schultern und zog sie an sich heran. Nein, er klammerte sich an sie.

»Gibt es noch was zu trinken?«, fragte er.

»Natürlich. In der Thermoskanne ist noch genügend Tee.« Er griff nach der Kanne und versuchte sie zu öffnen. Es gelang ihm nur mit Mühe. Sie kippte um. Der Tee floss auf den Erdboden.

Sie konnte sich nicht enthalten, bedauernd zu sagen: »Der schöne Tee.«

Im Nu hatte sich sein Gesichtsausdruck verändert. Er schien verärgert. »Also Tee kann ich dir noch genug kaufen. Du wirst es sehen. Morgen gehe ich in meinen Teeladen und kaufe ein ganzes Kilo.«

Er würde ihr nicht mehr von seinem Labyrinth erzählen. Das wusste sie jetzt. Wie konnte sie nur lernen, die Welt mit seinen Augen zu sehen? Auch die Erinnerung an Mutter half ihr hier nicht. Von ihr hatte sie zwar gelernt, dass es nichts brachte, mit ihr zu diskutieren, sie auf einen Fehler aufmerksam zu machen oder zu verzweifeln. Es genügte auch nicht, sich zu sagen, dass man da halt nichts machen könne, dass es der Gang der Dinge sei. Mutters letzte Lebensjahre hatten sie, das erkannte sie eigentlich erst jetzt, häufig blockiert, ja oft beleidigt. Es war nicht so, dass sie ihr Vorwürfe gemacht hatte. Doch letztlich zürnte sie der ganzen Welt, der Natur, der Schöpfung. Nur mit Gott zu hadern, das hatte sie sich nicht getraut. All das hatte sie aber unfähig gemacht, zu verstehen, dass den Verstand zu verlieren nicht das Letzte ist. Es gab auch Vorletztes, das es zu erspüren galt, eine Welt voller Schönheit, Ruhe, Liebe und einem Blick in... ja in was? Sie traute sich nicht zu sagen, dachte es nur: in die Ewigkeit.

Es entwirrt sich etwas. Das Unabänderliche ist nicht unabänderlich.

Die Straße entlang

»Der Mond im Kornfeld«, hatte er gesagt. Barbara wusste noch immer nicht, was dieser Satz bedeutete. Sie hatte Jörg gegenüber ein paar Mal diese Worte wiederholt, hatte aber gemerkt, dass sie ihm nichts bedeuteten. Er konnte sich nicht erinnern. Beim nächsten Arztbesuch hatte sie von dieser Geschichte berichtet. Der Arzt konnte damit nichts anfangen. Er sagte nur: »So etwas kommt vor, hat aber keine Bedeutung. Da sind wohl einige Endorphine tätig gewesen.« Als Barbara ihn fragend ansah, fuhr er fort: »Na, ja, das nennt der Volksmund Glückshormone. Beim Joggen oder beim Küssen haben manche Menschen oft solche High-

Gefühle. Die werden unter bestimmten, auch Stressbedingungen, im Gehirn erzeugt und freigesetzt. Aber sie erzeugen nichts Echtes. Der Mensch wird halt doch von ganz viel Chemie beeinflusst.«

Ansonsten war der Arzt mit Jörgs Zustand zufrieden. »Dem Verlauf der Alzheimer-Krankheit entsprechend«, hatte er gesagt. »Nur das Herz macht ein bisschen Sorgen.« Sie solle sich doch einmal nach einem Pflegeheim umsehen oder wenigstens nach jemandem suchen, der sie tagsüber entlasten könnte. Beides hatte Barbara nach Rücksprache mit Peter und Christine bereits getan. Sie waren längst damit einverstanden, den Vater in ein gutes Pflegeheim zu bringen. Sie waren, dachte Barbara, noch zu erschrocken von der Diagnose und von allem, was sie über die Krankheit gehört hatten, zumal sie wussten, dass man davon sprach, dass es sich bei Alzheimer auch um eine Angehörigen-Krankheit handele. Dem konnten und wollten sie sich nicht aussetzen. Es hatte sie schon über Gebühr belastet, bei ihren letzten Besuchen den langsamen geistigen Abbau des Vaters mitzuerleben.

Zunächst einmal hatte Barbara Jörgs alte und ihm vertraute Putzfrau gebeten, zweimal in der Woche einen ganzen Vormittag zu kommen. Barbara hatte erwartet, dass er sie fragen würde, warum Frau Höhn nun öfter in seinem Haus war. Aber das tat er nicht. Offensichtlich freute es sich sogar, wenn sie da war und er sie Münchnerisch reden hörte. Meist hatte er dann aber schon am Abend vergessen, dass sie dagewesen war. Er freute sich auch, dass Horst, der Sohn eines Freundes, sich gemeldet hatte, der sich gern etwas Geld durch die Betreuung verdienen wollte. Er hatte als Zivildienstleistender in einem Pflegeheim gearbeitet, zu seinem Onkel Jörg eine gute Beziehung gehabt und war bereit, wenn es nötig wäre, immer mal eine Nacht bei ihm zu bleiben.

Was niemand Barbara abnehmen konnte, waren ihre eigenen Gefühle: Trauer, Müdigkeit, Gleichgültigkeit, Lethargie, Rückzug oder einfach nur eine täglich größer werdende Leere.

In der letzten Zeit war Jörg immer unruhiger geworden. Oft gingen sie mehrfach am Tage aus dem Haus und liefen langsam die naheliegende Grünanlage auf und ab. Ohne Barbara wollte er nicht einmal mehr allein in den Garten gehen. Aber er ließ sich gern im Auto spazieren fahren. Meist schlief er schon nach fünf Minuten ein und wachte erst auf, wenn das Auto anhielt. Neuerdings war er dann oft ärgerlich.

»Du wolltest mich doch fahren. Du weißt doch, das ich das nicht mehr kann.«

Dass er geschlafen hatte, konnte er nicht mehr wahrhaben. Dann waren seine Augen wie leer, oder blickten sie einfach nur in eine Ferne oder eine Welt, wohin sie ihm nicht folgen konnte? Auch die Zeiten zwischen Wachsein und Dämmerung wurden immer kürzer, Tag und Nacht verschwammen ineinander. Mit wachsender Trauer bemerkte sie zudem, dass sich sein Wortschatz mehr und mehr verengte. Komplizierte Gedankengänge konnte er nicht mehr ausdrücken. Oft suchte er verzweifelt nach einem Wort, und wenn er es aussprach, dann passte es überhaupt nicht. Und er verstand manches nicht mehr, was sie sagte. Neulich hatte sie ihn beim Abendessen gebeten, ihr eine Tomate zu geben. Er hatte sie mit leeren Augen angesehen, so als habe er noch nie das Wort Tomate gehört. Seine Sprache war nur noch selten die Übersetzerin dessen, was er sah, und oft wohl auch nicht mehr von dem, was er dachte und fühlte. Dabei waren offensichtlich gerade seine Gefühle, seine ganze Emotionalität, in keiner Weise beschädigt.

Alles wie bei Mutter, dachte Barbara oft. Nur, wenn sie sich richtig erinnerte, was sie inzwischen aber oft bezweifelte, hatte sie aus Unwissenheit über das, was in Mutter vorging, diese immer wieder verbessert. Jetzt wusste sie, dass etwas zu vergessen nicht eine, sondern seine Krankheit war und damit auch zu seiner Persönlichkeit gehörte. Sie musste das nicht verändern.

Zu anderen Menschen war er meist noch immer sehr liebenswürdig. Deshalb war Barbara oft ärgerlich darüber, dass seine vielen Freunde und Freundinnen ihn kaum noch besuchten und wenn, dann nur, wenn sie vorher gebeten hatte, doch einfach einmal bei Jörg vorbeizukommen. Diese Gespräche verliefen immer gleich.

»Und wie geht es Jörg?«

Wenn sie dann anfing etwas von ihm zu erzählen, wurde sie schnell unterbrochen.

»Schlimm, dass ihm das passieren musste, einem so klugen Mann.«

Er selber weigerte sich nun, sich mit Freunden oder Bekannten in der Stadt in einem Restaurant zu treffen. Beim Lesen einer Speisekarte merkte sie, dass er sich offensichtlich nicht mehr vorstellen konnte, wie das, was dort angezeigt war, schmecken könnte.

Als Barbara und ihre Geschwister klein waren, war Mutter sehr zärtlich mit ihnen umgegangen, hatte sie immer wieder auf ihren Schoß genommen, sie geknuddelt und geküsst. Mit erwachsenen Menschen aber hatte sie sich gescheut, Zärtlichkeiten auszutauschen. Je verwirrter sie wurde, umso stärker wurde aber ihr Bedürfnis, Nähe und Berührung zu spüren. Oft setzte sich Barbara auf das Sofa neben sie, legte den Arm um ihre Schultern und schwieg einfach, oft viele Minuten lang. Mutter war dann ganz ruhig, und ihr Gesicht trug den Ausdruck großen Glückes.

Auch Jörgs Bedürfnis nach Zärtlichkeit war gewachsen. Von sich aus konnte er sie kaum mehr streicheln oder in die Arme nehmen. Wenn sie aber im Bett nebeneinander lagen, kroch er wie ein kleines Kind in ihre Wärme. Dann streichelte sie ihn und berührte mit ihren Lippen und Händen liebevoll sein Gesicht, seine Brustwarzen, sein Glied, die Innenseiten seiner Oberschenkel. Vor ein paar Tagen hatte er plötzlich gefragt:
»Wer bist du denn?«

Und wie in Trance hatte sie geantwortet: »Jemand, der dich liebt.«

Und er: »Dann bist du die Katze.«

Sie schaute ihn aufmerksam an und merkte verzweifelt, dass sie keine Chance hatte, sein Innenleben wahrzunehmen und seine Bilder zu verstehen – und dachte dann, dass es egal war, wer sie für ihn war, solange er sie nahe bei sich fühlte. Wusste denn die Katze, wer der Mensch war, mit dem sie schmusen wollte? Sie schien menschliche Wärme zu lieben, und das war ihr genug.

Als Mutter im Heim war, hatte man Barbara gefragt, ob man die Fußpflegerin, die Friseuse und vielleicht auch eine Masseurin öfter als nötig bestellen könne. Barbara hatte nicht gleich verstanden, warum.

»Ihre Mutter scheint die körperliche Berührung zu lieben und den Geruch von Massageöl. Sie ist dann immer ganz ruhig, und sie sagt oft, es sei endlich hell.«

Barbara erinnerte sich, dass Mutter an einem dunklen Regennachmittag plötzlich ganz langsam gesagt hatte: »Finsternis ist nicht finster bei dir, und die Nacht leuchtet wie der Tag. Finsternis ist wie das Licht.« Es war Mutters Konfirmationsspruch aus Psalm 139 (Verse 11 und 12). Nur, als Barbara beim nächsten Besuch die Bibel nahm und Mutter den ganzen Psalm vorlas, schien sie zwar die vorlesende Stimme zu mögen, aber verstand nicht die Bedeutung der Wörter.

»Ja, ja«, hatte sie nur gesagt. Und dann, als Barbara sie am Abend verlassen musste, um in ihre Wohnung zu fahren, hörte sie Mutter mit klarer Stimme sagen: »Warum haben Sie nicht weitergelesen, Herr Pfarrer? Es geht doch noch weiter: ›Du hast meine Nieren bereitet

und hast mich gebildet im Mutterleibe.« Dann aber hatte man nichts mehr verstanden. *Die Worte waren weggeblieben, sie war nicht mehr vertraut mit ihrem eigenen Wissen.*

Barbara hatte damals auf dem Rückweg vom Mühlenheim bis zu in ihrer Wohnung geweint. »Ich muss noch unter einem schrecklichen Normalitätszwang gestanden haben«, dachte sie. »Immer noch wollte ich Mutters Verwirrtheit besiegen, wie der Heilige Georg den Drachen. Und dazu habe ich sogar den Konfirmationsspruch gebraucht oder missbraucht.«

Von da an hatte sich Barbara angewöhnt, wenn Mutter besonders durcheinander war, immer wieder, wie ein Mantra, die Verse ihres Konfirmationsspruches zu wiederholen. Sie hatten eine beruhigende Wirkung – wie Medizin. War da nicht in alten Briefen etwas Wichtiges gewesen? Stundenlang hatte sie darin herumgeblättert. Vater hatte 1943 von der Ostfront geschrieben: »Ich lese jetzt oft in den Psalmen. Heute war es der 139. Psalm. War das nicht dein Konfirmationsspruch?: Finsternis ist nicht finster bei dir. Ohne solche Zusagen könnten wir hier nicht leben, nicht überleben, denn es ist unsagbar dunkel dort, wo wir sind.«

Vor ein paar Tagen hatten sie bei einem ihrer Spaziergänge den ehemaligen Pfarrer der katholischen Pfarrei getroffen. Er war jetzt Seelsorger in einem Altenheim der Caritas, das ganz in der Nähe lag. Jörg hatte ihn immer sehr geschätzt, früher mit ihm und anderen Männern Skat gespielt. Aber deswegen war er auch nicht öfter in die Kirche gegangen, eigentlich nur, wenn dort eine besondere Kirchenmusik aufgeführt wurde. Der neue Pfarrer, offensichtlich ein Bach-Fan, organisierte jetzt gemeinsam mit seinem evangelischen Kollegen zwei Mal im Monat, abwechselnd in der katholischen und der evangelischen Kirche, einen Kantaten-Gottesdienst. Ein paar Mal war Barbara mit Jörg zu einem solchen Gottesdienst in seiner Kirche gewesen. Sie hatte das Gefühl gehabt, dass er die Bachsche Musik genoss, dass er auch in der Liturgie noch zu Hause war und sich freute, dass es dort Menschen gab, die ihn kannten und ihn ansprachen. Aber der Gottesdienst war jedes Mal für ihn zu lang gewesen. Mit Mühe konnte sie ihn dazu bringen, bis zur Eucharistie zu bleiben. Ob ihn etwas von der Atmosphäre der Kirche oder der Messe erreicht hatte, wusste sie nicht. Sein alter Pfarrer, ja der sollte ihn ruhig mal besuchen. Und der tat es auch und versprach danach, dass er immer mal wieder nach ihm sehen wollte. Zwei Mal war er gekommen, hatte auch mit Jörg gebetet, alte vertraute Texte. Aber Barbara spürte, dass er mit der Alzheimer-Krankheit seines alten Skatfreundes schlecht umgehen konnte.

»Es ist seine eigene Angst«, dachte Barbara, »die ihm den Zugang zu Jörgs Welt verbaut.« Zu dem Mond im Kornfeld hatte er nur gesagt: »Das gehört zur Demenz, vielleicht sind es irgendwelche Halluzinationen.« Er blickte sie nachdenklich an. »Sie dürfen nur nicht vergessen, Jörg bleibt ein Geschöpf Gottes.«

Fast hätte sie geantwortet: »Ist das alles, was Sie zu sagen haben?« Hatte er im Altersheim nie bemerkt, dass dort, wo Sprache und Verstand weniger werden, Menschen hellhöriger und hellsichtiger werden für ein großes Geheimnis – was immer dieses war –, das ihnen half, ihr Ich am Leben zu erhalten? Könnte es nicht sein, dass wir dort am meisten in die Kraft und die Herrlichkeit versinken, wo wir am wenigsten bei uns sind, wo aber das Herz so tief berührt wird, dass man die Wahrheit unmittelbar erfährt, jenseits von Erkenntnis und Überzeugung?

Es müsste doch ein Mantra geben, das sie beide in einer Tiefe erreichte, da, wo er den Mond im Kornfeld gesehen hatte und mit dessen Hilfe sie miteinander kommunizieren könnten?

Die Straße entlang; sie musste doch irgendwohin führen.

Ein Schlüssel zur verborgenen Welt

Am nächsten Tag lernte Barbara, dass es so ein Mantra gab. Es hatte vier Pfoten, ein schwarzes Fell, einen weißen Fleck auf der Brust und hieß Lea.

Im Haus war der Elektriker gewesen, weil es ein paar Mal hintereinander in der Küche einen Kurzschluss gegeben hatte. Wenn irgendetwas Barbara immer wieder in Panik versetzte und sie gegen Jörg reizbar und ungerecht werden ließ, dann war es sein Hantieren mit elektrischen Geräten. Leider spielte auch die Katze gern mit losen Kabeln und mit allem, was eine Pfote über Tisch oder Fußboden schieben konnte. Der Elektriker hatte sie während seiner Arbeiten mehrfach aus der Küche vertrieben bis sie mit gelb funkelnden Augen wütend auf den Schrank in der Garderobe geflüchtet war. Jörg musste den Ärger der Katze gespürt haben. Er wollte sie auf den Arm nehmen, doch sie wehrte sich und hinterließ auf seiner Hand eine Kratzspur. Erschrocken schaute er auf das kleine Blutgerinnsel.

»Lass sie doch in den Garten«, rief Barbara. »Da wird sie abgelenkt.«

Jörg ließ Lea in der letzten Zeit ungern in den Garten. Es war, als habe er Angst, sie könne weglaufen und nicht zurückkommen. War sie unterwegs, suchte er sie mit seinen unsicheren Trippelschritten überall im Haus und im Garten und fragte unzählige Male: »Lea?« Hinzu kam, dass er jetzt oft fünf bis zehn Minuten brauchte, um die Türen nach draußen zu öffnen.

Als der Elektriker gegangen war, schaute Barbara durch die Verandatür in den Garten. Die Katze war nicht da. Jörg ging mit kleinen Schritten hinaus und rief nach ihr. Sie kam nicht.

»Setz dich in deinen Schaukelstuhl auf der Veranda. Dann kommt sie sicher gleich«, sagte Barbara.

Der Tag war warm, ein wenig schwül. Jörg würde schnell einschlafen und irgendwann würde Lea auf seinen Schoß springen und ihn umschnurren. Aber sie kam nicht. Jörg schlief auch nicht ein. Immer wieder stand er auf, trippelte durch den Garten und rief nach der Katze.

Seine Unruhe wurde immer größer. Er versuchte unter jeden Strauch zu schauen, zerkratzte sich dabei Hände und Arme, blieb an Dornen hängen und riss sich ein Loch in seinen Pullover. Wenn Barbara zu ihm kam, schaute er sie wütend an

»Du«, fauchte er und hob die Hand, als wolle er sie schlagen. Das hieß: »Du hast sie rausgelassen.«

Plötzlich weinte er. Er stand vor ihr wie ein kleiner Junge, mit hochgezogenen Schultern, in sich verkrümmt und schluchzte. »Lea, Liebes, Lea wo...« Ein zärtliches Streicheln von Barbara schüttelte er wütend ab. »Du...«

Zum Glück spielte im Garten der Nachbarn deren kleiner Enkel.

»Sven, kannst du einen Moment herüberkommen?«, fragte Barbara. »Unsere Lea ist weg, vielleicht findest du sie.«

Sven kam postwendend. »Onkel Jörg, du weinst ja«, sagte er und streichelte Jörgs Hand. »Ich finde sie bestimmt. Mein Meerschweinchen war auch einmal weg. Aber ich habe es auch gefunden. Es war im Keller. Hast du dort schon nachgesehen?«

Nein, das hatten sie noch nicht. Sven hatte recht, warum sollte Lea nicht dort sein? Sie hatten schließlich im Kellerfenster eine Katzenklappe eingebaut. Aber dazu musste dann die Kellertür offen sein. Da hätten sie auch noch ein Katzenloch einbauen wollen. Aber das wäre technisch etwas kompliziert gewesen, und Jörg hatte sich dagegen gewehrt. »Nein kein Loch in die Tür. Sie kann doch einen Spalt offen stehen.« Barbara hatte deshalb ein Wollknäuel so über die Tür gehängt, dass sie nicht zufallen konnte.

Sven nahm Jörg bei der Hand und führte ihn ins Haus. Jörg würde Schwierigkeiten haben, die Treppe hinunterzugehen. Doch Barbara sagte nichts, er würde es doch nicht verstehen, würde hilflos auf der Treppe stehen bleiben und angstvoll das Geländer anfassen. Aber sie hatte sich getäuscht. An Svens kleiner Hand stieg er ganz vorsichtig und langsam eine Stufe nach der anderen die Treppe hinab. Ganz automatisch schaltete er das Licht an. Sven ließ seine Hand los.

»Lea, da bist du ja!«

Die Katze saß auf dem Korb mit der ungewaschenen Wäsche, erhob sich langsam, dehnte sich und schaute die beiden vergnügt an. »Aber ich komme noch nicht«, schien sie zu sagen. Mit einem Satz sprang sie zum Fenster hinaus.

Jörg stand wie erstarrt da. Seine Lea war vor ihm geflüchtet. Wieder rettete Sven die Situation.

»Sie ist bestimmt schon oben, wenn wir hinaufkommen. Komm, lass uns nachschauen.«

Jörg stand noch immer da, sein Blick war leer. Was war nur los?

Sven ergriff seine Hand. »Komm, Onkel Jörg. Lea ist bestimmt schon oben.«

Noch mühseliger als beim Heruntersteigen umfasste Jörg das Treppengeländer. Sven war ganz nahe bei ihm und redete ununterbrochen auf ihn ein. »Noch eine Stufe, und dann noch eine. Lea ist bestimmt oben.«

Dort stand Barbara. Sie wartete einfach.

Mutter, dachte sie, so war das auch immer bei dir mit deinen Enkeln. Immer wenn ich nicht weiterkam, wenn du deine Medikamente nicht schlucken wolltest, habe ich nach einem Enkel oder einem Nachbarskind gesucht. Von ihnen hast du dir die Tabletten auf die Zunge legen, dir einen Löffel mit Essen in den Mund schieben lassen und sie angestrahlt. Die kleinen Enkel fanden das ganz normal, die großen taten es oft mit Widerwillen. Sie waren doch schon groß, und Großmutter war es auch.

Sven führte Jörg in das Wohnzimmer. Die Katze lag genüsslich auf dem Fußboden vor Jörgs Lehnstuhl. Als Sven und Jörg hinzutraten, drehte sie sich auf den Rücken und streckte alle vier Pfoten nach oben. Das hieß immer: »Kraule meinen Bauch.«

Jörg versuchte sich hinzuknien, um dem Katzenwunsch nachzukommen. Als sie sah, dass das nicht mehr ging, sagte Barbara schnell: »Lass das Sven machen. Er hat sie doch gefunden.« Sven kniete sich neben den Stuhl und streichelte Leas Bauch. »Setz dich hin, Onkel Jörg, dann kommt sie zu dir.«

Ganz entspannt ließ sich jetzt Jörg auf den Stuhl fallen. Sven hob die Katze hoch und setzte sie auf seinen Schoß. »Lea«, flüsterte Jörg »da bist du ja…«

Er blickte zu Barbara auf und strahlte: »Lea ist wieder da.« Und dann: »Altes Mistvieh…«

Mit der Katze konnte er klar sprechen, wenn auch nur mit kurzen Sätzen, ohne nach Worten suchen zu müssen. Er vergaß nie, ihr Futter zu geben, nur manchmal tat er es zweimal hintereinander. Erstaunlicherweise schien er auch Leas Katzensprache, ihre verschiedenen Miau-Töne zu verstehen, obwohl er sonst nicht mehr besonders gut hörte.

Wenn sie auf der Straße eine Katze sahen, wollte er umgehend nach Hause zurückkehren.

»Wo ist Lea, ich muss zu Lea.«

Schlossen sie die Haustür auf, saß Lea schon auf einer Treppenstufe und wartete. Auf Jörg? Er musste es glauben, denn noch ehe er den Mantel ausgezogen hatte, beugte er sich über sie und streichelte sie oder nahm sie auf den Arm und berührte mit den Lippen ihr Fell.

Barbara hatte nie in ihrem Leben Angst gehabt, sich eine Krankheit von ihren Katzen zu holen, und sie hatte auch jetzt keine Probleme, wenn Jörg auf Tuchfühlung mit Lea lebte. Sobald sie sich an einen Tisch setzten, sprang Lea darauf und legte sich vor Jörg. Seit geraumer Zeit hatte Barbara den Kampf aufgegeben, die Katze wenigstens vom Frühstückstisch in der Küche zu vertreiben. Sie hatte gemerkt, dass Jörg fast nur dann aß, wenn er gleichzeitig die Katze streicheln und sie sich mit ihrem Kopf an seiner Hand reiben konnte. Wenn sie auf seinem Lehnstuhl saß, wusste er genau, was zu tun war, um sich nicht auf sie zu setzen.

Immer redete er mit dem Tier. Sprach er nicht, weil er die Worte nicht fand, waren seine Hände die Übersetzer seiner Gefühle zu diesem Wesen, das ihn perfekt zu verstehen schien.

Barbara verstand oft nicht, was er mitteilen wollte, aber sie hörte aus dem Ton seiner Stimme, was er ausdrücken wollte. Und sie erinnerte sich voller Glück und Schmerz an die Zeit, als sie nebeneinander auf dem Sofa oder einer Bank saßen und einander von ihrer Zuneigung erzählten. Jetzt sprach nur noch Barbara davon, wie wichtig er ihr sei. Er konnte es nicht mehr, aber umso stärker war sein Bedürfnis, von ihr in die Arme genommen zu werden und ihr Gesicht an dem seinen zu spüren. Sie konnte körperlich fühlen, wie sich seine Verkrampfungen legten. Auch wenn Lea auf seinem Schoß saß und er sein Gesicht in ihr Fell pressen konnte, schien er völlig entspannt und glücklich zu sein, und oft konnte er dann etwas, was ihm fast abhanden gekommen war – er konnte glücklich lächeln. Auch dann, wenn die Katze sich von ihm abwendete, so als wenn sie genug von seinen Streicheleinheiten hätte, lachte er und konnte sie laufen lassen. Irgendwie war er sich sicher, dass sie zurückkommen und er sie wieder würde berühren können. Es war, als habe er ein unendliches Vertrauen in die Liebe der kleinen Vierpfoterin – und diese wiederum schien ihm immer aufmerksam zuzuhören, auch wenn seine Worte fast keinen Sinn mehr ergaben. Beide schienen fast so etwas wie eine spirituelle Einheit zu bilden. Es waren, dachte Barbara oft, archaische Situationen. Mensch und Tier verstanden einander, ohne sprechen zu müssen oder zu können. Sie gaben einander das Gefühl, gebraucht, geachtet, geliebt und einander ganz nah zu sein. Zwischen ihnen schien so etwas wie eine fühlbare Verständigung zu herrschen; Mensch und Natur hatten zurückgefunden an den Ort, von dem sie kamen, ihren gemeinsamen Ursprung, in den Garten Eden. Das Medium waren Jörgs Hände und Leas Fell und Schnurren.

Ein Schlüssel zu Jörgs verborgener Welt hieß Lea.

Paradies im Niemandsland

Barbara hatte es mal wieder geschafft, sich von Jörg ein paar Tage zu lösen. Peter war da, und Frau Höhn hatte versprochen, den Haushalt zu übernehmen.

Sie musste raus aus der Stadt, weg von Jörg, ein paar Freunde besuchen, an irgendeinem See in der Sonne liegen und in den Himmel schauen, irgendwo wandern, an einem Ort, von dem man sagte, es sei ein magischer Platz.

Als sie am nächsten Morgen gegen die Sonne nach Osten fuhr, hatte sie das Gefühl zu fliegen. Der Föhn hatte den Himmel leer gefegt, sie nannte das immer einen falschen Frühlingstag. »Zwei Tage frei«, wiederholte sie immer wieder und mit einem gewissen Trotz auch: »Soll sich doch jetzt mal Jörgs Familie um ihn kümmern.« Wer war sie denn, dass sie sich um Jörg sorgte? Sie liebte ihn, aber wie lange kann Liebe ununterbrochene Unruhe, Misstrauen, Wutanfälle, körperliche Hilfsbedürftigkeit und Sprachlosigkeit aushalten? Und: Wollte er sie denn überhaupt noch um sich haben? In sehr deprimierten Phasen hatte sie manchmal gedacht, dass er sie vielleicht auch nur deshalb zu sich geholt hatte, damit jemand bei ihm sei, dem gegenüber er noch der große Macher sein konnte. Was wusste sie denn überhaupt von ihm?

Sie wollte nicht weinen, doch die Tränen liefen einfach über ihr Gesicht. Ihre Brille wurde verschmiert. Sie fuhr an den Straßenrand, sie zu putzen.

Als sie wieder sehen konnte, erblickte sie vor sich eine weite Ebene, von der man normalerweise die Alpen sah. Aber heute war da überall Dunst. Ja, das war ja auch ihre Situation. Überall Dunst. Sie konnte Jörg nicht mehr verstehen, sie verstand nicht den Sinn seiner Krankheit und auch nicht, wie das alles weitergehen sollte.

Sie legte den Kopf auf das Steuerrad und ließ ihre Verzweiflung und Ungewissheit davonfließen. Als sie nach einiger Zeit aufblickte und überlegte, was nun sein sollte, geschah etwas, was sie schon ein paar Mal, ganz plötzlich, erlebt hatte. Um sie herum war nur Stille. Nichts war zu hören, kein Auto, kein Vogel, kein Wind. Der ganze Horizont war Himmel. Aus einem Feuerball heraus malte die Sonne durch drei große Wolkenlöcher farbige Streifen auf das Land vor ihr. Sie hatte das Gefühl, in die Unendlichkeit zu schauen. Alles war klar, die Luft, ihr Kopf und ihr Herz. Sie schaute nur. Sie hörte Musik, aber nein, das war keine Musik, wie sie sie kannte. Was sie hörte und sah, war einfach nur schön, von einer Schönheit, die nicht zu beschreiben war. Jetzt waren da auch Farben, ein ganzes Nordlicht, dessen farbige Blitze sich immer wieder veränderten, explodierten. Sie schienen von einer einzigen Quelle zu kommen und waren doch überall, ohne Anfang und Ende. Alle Farben dieser Welt.

Ihr rationaler Verstand hatte aufgehört zu arbeiten. Und doch war ihr, als kenne sie alle Geheimnisse dieser Welt. Es war, als sei in ihr eine offene Stelle entstanden, durch die ununterbrochen eine Kraft einströmte und eine Liebe zu dieser ganzen Welt, für die sie keine Worte hatte, in der sie aufgehoben war. Vielleicht war sie tot, vielleicht im Paradies. Die Dinge waren keine Dinge mehr. Sie waren durchsichtig geworden, es gab keinen Anfang und kein Ende, die Blockaden eines Wenn und Aber, Für und Wider waren verschwunden. War das die 5. Dimension, wie manche Naturwissenschaftler das nannten, was sie nicht mehr messen und definieren konnten? Oder war das der unbewusste Gott in ihrer Seele, von dem manche Weise, aber auch Psychotherapeuten redeten?

Später konnte sie nicht sagen, wie lange sie so gesessen und geschaut hatte. Vielleicht war überhaupt keine Zeit vergangen. Ohne dass sie hätte aufschreiben können, was sie erlebt hatte und wo sie war, war sie überzeugt, dass sie nicht geträumt hatte. Und plötzlich war da ein Gedanke: Könnte es nicht so sein, dass Jörg so etwas erlebte? Sein Verstand funktionierte nicht mehr so, wie er einmal funktioniert hatte, und ihm fehlten immer mehr die Worte. Sein Wesen war verändert. Sie wusste nicht, was er fühlte und ob es das gleiche war wie das, was sie empfand. Und doch hatte sie plötzlich das Gefühl, dass auch er oft in eine weite, überwältigend schöne Landschaft schaute und dass in ihm, auch wenn seine Augen wie tot waren, ein unendliches Glück zu sehen war. War er zurückgekehrt in einen Raum, in dem man alles weiß und den man nicht mehr anfüllen musste mit Gedankenspielen, Wissen und Phantasien und in dem das Außen zum Innen wird und man mit allem verbunden ist? Das Paradies im Niemandsland?

Barbara dachte an Erlebnisse und Erfahrungen in völligem Schweigen, in Konzerten, vor manchen Bildern oder in großen Kirchen. Immer waren es Augenblicke, in denen Verstand und Sprache nicht mehr voll funktionierten oder einfach vergangen waren. Der Mensch musste noch andere Sinne haben als die, die er täglich benutzte. Warum nur hatte sie bisher bei den Gesprächen, die sie über die Alzheimer-Krankheit geführt hatte, oder in den Büchern über Hirnleistungsschwächen nie etwas darüber gehört oder gelesen? Oder hatte sie es schlicht und einfach übersehen, wie bei Mutter, weil auch sie selber gefangen war in der Verzweiflung über das, was Demente an Denk- und Sprachvermögen und körperlichen Fähigkeiten verlieren?

Sie hatte viel über den Wert und die Würde dementen menschlichen Lebens gehört und gelesen. Aber immer, auch wenn über neue Therapien gesprochen wurde, ging es nur darum, Reste von Leistungsfähigkeiten aufzufinden und zu trainieren, sozusagen um den Faden der Erinnerung neu zu knüpfen. Aber gibt es nicht so etwas wie den Einbruch des Unendlichen, vielleicht sogar Gottes, in unsere Wirklichkeit, gerade dann, wenn Bewusstsein und Denkfähigkeit immer geringer werden? Werden nicht auch unsere Augen immer hellsichtiger, je schwärzer die Nacht wird?

Die Ruhe, die Barbara gerade noch verspürt hatte, war wie weggeblasen. Ihr Kopf explodierte vor Gedanken und Einfällen. In den letzten Wochen war Barbara aufgefallen, dass Jörg oft etwas anschaute und zwar auf sehr sonderbare Weise. Es war nicht so, als fixiere er einen Gegenstand oder ein Bild. Er sagte auch nichts dazu, so wie früher, als er sie häufig gefragt hatte: »Siehst du das da?« oder: »Ist das nicht schön?« Jetzt fragte sie ihn oft vorsichtig: »Du schaust so aus, als wenn du etwas Schönes siehst?« Manchmal hatte er daraufhin mit dem Kopf genickt und dabei unendlich glücklich ausgesehen. Doch sie traute sich nicht, ihn zu fragen, was genau er denn sehe. Darauf würde er doch nicht antworten.

Sie erinnerte sich, gehört zu haben, dass Betreuer von geistig Behinderten davon berichteten, dass diese offensichtlich in einer ganz anderen Welt lebten – als nicht geistig Behinderte. Jetzt fiel ihr auch plötzlich jener Satz ein, den sie vor Jahren in Tansania gehört hatte: »Gott spricht durch die Verrückten.« Und hatte man ihr, im Zusammenhang damit, nicht von Stämmen erzählt, die die Verrückten anbeteten? Aus einem kranken Kopf spreche Gott selbst, hatte ihr ein afrikanischer Priester gesagt. Sie erinnerte sich noch daran, dass sie höflich geschwiegen hatte, aber nachdenklich wurde, als er sagte: »Ein kranker Kopf ist in der Tiefe angekommen, und von woanders kann er rufen: ›Aus der Tiefe, rufe ich, Herr, zu dir.‹« Und warum sollte Gott nicht antworten, nicht mehr im Wort, sondern in wunderbaren Bildern, Farben, Tönen, in einer allumfassenden Liebe?

Konnte es nicht auch bei Jörg so sein, dass er bereits in zwei Welten lebte? Eine davon war die, die sie täglich mit ihm und an ihm erlebte. Die andere war ihr nicht zugänglich, aber vielleicht war diese sein eigentliches Leben? Nur, dorthin konnte sie ihn nicht begleiten. Das machte sie einsam, und es quälte sie, dass er immer wieder zwischen der einen und der anderen Welt hin- und herschwanken musste. Beide Welten hatten ihre eigenen Gesetze, noch dazu solche, die sich widersprachen. In der einen durfte er schauen und hören, wohl auch unendlich glücklich, vielleicht sogar Gott ganz nahe sein. In der anderen musste er denken, logisch handeln, sich an sogenannte Tatsachen erinnern und sich mühsam immer wieder mit dem Sinn des eigenen Lebens auseinandersetzen. Und er sollte üben, so hatte es die Psychologin in der Alzheimer-Sprechstunde gesagt, ja richtiggehend trainieren, verlorene Fähigkeiten möglichst zurückzugewinnen, um den Ansprüchen der vordergründigen Welt zu genügen.

Barbara merkte, dass sie nicht weiterfahren konnte. Sie parkte das Auto an einer sicheren Stelle, nahm ihren Rucksack, in den sie heute früh noch ihre Taschenbibel und ein Gedichtbuch, eine Wanderkarte und eine große Wasserflasche gepackt hatte. Sie kannte die Gegend gut, wusste, wo sie war. So konnte sie losgehen, einfach so, wohin es sie trieb.

Von früheren Wanderungen wusste sie, dass sich in der Nähe eine Kapelle befand, die über einer angeblich wundertätigen Quelle errichtet worden war. Vielleicht würden ihre Füße sie dorthin führen. Doch auch wenn sie dort nicht hinfinden sollte, wäre es nicht schlimm. Sie würde so lange laufen, bis auch sie leer geworden war, immer der Sonne entgegen.

In der Nähe der Kapelle stand ein Auto, und sie sah, dass dessen Fahrerin mindestens zehn große Flaschen mit Wasser gefüllt hatte. »Ich hole jede Woche Wasser von hier, für mich und für meine Mutter. Ich bin sicher, dass sie nur deswegen noch lebt und im Kopf ganz beieinander ist.« Ja, wenn das hülfe, würde sie ein ganzes Fass holen, dachte Barbara. So goss sie nur ihre Wasserflasche aus und füllte das klare Quellwasser hinein. Dann ließ sie sich neben dem Kapellchen auf einer Bank unter einer uralten Eiche nieder. Auch in der Wirklichkeit der realen Welt war das Leben schön, die Sonne warm, und die ersten Bienen summten und brummten, damit das Leben von Tieren und Pflanzen weitergehen konnte.

Es gab, das hatte sie heute erfahren, ein Paradies im Niemandsland. Aber es gab auch eines, wenn auch ein anderes, in der realen Welt. Sie wollte, sie musste versuchen, einen Weg, auch wenn es nur ein schmaler Pfad sein würde, zwischen den beiden Welten zu beschreiten. Den frischen und kühlen Geschmack des heilenden Wassers auf der Zunge, würde sie sich nicht mehr nur auf die Erinnerungen an Mutter verlassen. Jörgs Gefühlswelt war noch immer intakt, also musste er dort angesprochen werden. Seine Sprachfähigkeiten waren deutlich geschrumpft. Jetzt sollte ihn niemand mehr verbessern oder ihn nötigen, klar zu reden. Sein Kurzzeitgedächtnis war fast versiegt, aber sein Langzeitgedächtnis war noch fast komplett erhalten. Also würde sie noch mehr Gelegenheiten schaffen müssen, mit Freunden und Bekannten, aber auch mit alten Fotos und Geschichten, zurückzugehen in vergangene Zeiten, nicht um eine Fassade aufrechtzuerhalten, sondern um ihn glücklich zu machen. In Jörgs anderem Leben, wo die Ratio fast an einem Nullpunkt angekommen war, würde Freiheit herrschen. Hier würde es keine Anforderungen mehr geben, die von außen auf ihn zukamen. Nur die eigene innere Welt sollte den Rest seines Lebens bestimmen, eine Welt, offen für das, was aufregender war als alle Vernunft. Das würde auch ihre Beziehung vertiefen. Er müsste nicht mehr seine Abhängigkeit von ihr spüren, sondern könnte ihr etwas Wichtiges geben, nämlich Gewissheit. Sie könnte von ihm lernen. Wie das geschehen könnte, wusste sie noch nicht, aber das würde sich finden.

Sie war sich sicher, sie würden es finden, das Paradies im Niemandsland.

Pusteblumen tragen

Der Winter war lang gewesen, aber seit drei Tagen explodierte die Natur. Grüne Zauberei wurde weiß. Alles blühte auf einmal. Schlehen, Kirschen, Pflaumen hüllten sich in Schlagsahne. Plötzlich war sogar schon der Löwenzahn aufgeblüht.

Horst war am Vormittag gekommen. Er wollte mit Jörg ein wenig im Auto spazieren fahren und irgendwo mit ihm etwas trinken und, was beide gern taten, einen richtigen Apfelstrudel essen. Barbara nutzte die Zeit, um zum nächsten Wertstoffhof zu fahren, um dort nicht nur Plastik, Büchsen und Papier, sondern auch Kleider und einige Sachen abzugeben, die vielleicht noch verwertet werden könnten. Vor der Einfahrt in den Hof musste sie warten. Jemand schien seinen ganzen Haushalt abzuladen und versperrte mehrere Parkplätze.

Sie hatte das Auto abgestellt und lehnte sich in den Sitz zurück. Plötzlich sah sie, dass mitten auf einer kleinen Wiese, vor der Mauer des Wertstoffhofes, Löwenzahn blühte, wie ein handgewebter gelber Teppich aus Unkraut. Ein Schauer überfiel sie, als sähe sie in ein Heiligtum. Später dachte sie daran, dass Löwenzahn ja auch eine uralte Heilpflanze ist. Doch dort vor der Mauer, hinter der sich der Abfall einer reichen Gesellschaft stapelte, würde eine ordnungs- und sauberkeitswütige Großstadt ihn bald einem grünen Rasen opfern. Jetzt aber durfte er noch gelb und schön sein. Barbara spürte das, was sie sah, wie eine leichte, zärtliche Berührung.

Die Autoschlange bewegte sich vorwärts, der Entsorger hatte offensichtlich sein Auto geleert. Barbara nahm das Bild des Löwenzahnteppichs mit in den Wertstoffhof. Er bedeckte den fauligen Geruch und das Durcheinander von Tonnen und Plastiksäcken. Auch auf dem Weg zurück zu Jörgs Haus – es war nicht das ihre geworden – hatte sie den gelben Teppich vor ihrem inneren Auge, verbunden mit diesem Gefühl von etwas Heiligem.

Horst und Jörg waren noch nicht zurück. Welch ein Tag – ließ er ihr doch Zeit, sich in den Garten zu setzen. Die Sonne schien ihr ins Gesicht, sie schloss die Augen und ließ einfach kommen, was kommen wollte. Wieder waren da die blühenden Löwenzähne, aber diesmal war in dem gelben Teppich ein großes Loch, sozusagen das Ende eines Gebläserohres. Sie ging darauf zu. Als sie näher trat, standen dort zwei Gestalten. »Komm«, sagten sie, »dies ist kein Loch, sondern ein Kreis aus schwarzer fruchtbarer Erde.« Barbara trat hinein, die beiden Gestalten nahmen liebevoll und sanft ihre beiden Hände in die ihren. Plötzlich sah sie, dass in der Mitte des Kreises zwei weiße Löwenzahnblütenblätter lagen, nein aufrecht standen. Pusteblumenblüten. Sie fühlte Trauer, war schon alles wieder vorbei, abgeblüht? »Nimm die beiden Blüten«, hörte sie die beiden Gestalten sagen, die jetzt ganz hell und licht, ja fast leuchtend waren. »Auf jede Hand eine Blüte.« Barbara bückte sich und setzte die Blütenblätter auf ihre Hände. Es war, als seien sie senkrecht aus einer kleinen Kugel gewachsen, die auf ihrer Haut klebte. Vor sich sah sie jetzt einen Weg, dunkel, als sei Löss oder Lava-Asche darüber verstreut. Fruchtbare Schwarzerde, dachte sie.

Die beiden Hände vor sich ausgestreckt, lief sie den Weg entlang, die beiden hellen, ihr zugewandten Gestalten – waren es ein Mann und eine Frau? – waren neben ihr. Sie fühlte sich eingehüllt in Wärme und Zuneigung. Vor sich stand plötzlich eine Treppe, wie die Gangway vor der Tür eines Flugzeuges. »Steig hinauf«, hörte sie die Gestalten sagen, »und hab' keine Furcht.« Barbara stieg hinauf, Stufe für Stufe und sehr vorsichtig, um die Löwenzahnblütenblätter nicht zu verlieren. Sie stand auf einer Terrasse und schaute in weites Land. Angst überkam sie, und ihr wurde schwindlig. Sie würde die Blütenblätter verlieren. Dann aber stieg sie eine kleine Wendeltreppe hinunter, fühlte sich auf einer Rutsche, die erst steil und dann immer flacher wurde, in die Erde hineingleiten, zu einem unterirdischen runden See in einer großen Felsenhalle. Von irgendwoher kam ein goldenes Licht. Unvermutet standen ihre beiden Blütenblätter auf dem Blatt einer Seerose in der Mitte des Sees. Sie stieg in wunderbar warmes Wasser, mit nur einem Ziel: ihre Pusteblumenblüten trocken über den See zu bringen. Barbara spürte, dass sie nackt war, eingehüllt in Wärme und Leichtigkeit. Sie schwamm ruhig zu der Seerose, nahm die Blütenblätter wieder in ihre Hände, drehte sich auf den Rücken, um sie nicht nass werden zu lassen und sie nicht noch einmal zu verlieren. Ihr war, als müsse sie sich daran festhalten, um nicht unterzugehen.

Auf der anderen Seeseite sah sie wieder die beiden Gestalten, die sie in ein grosses weiches Tuch einhüllten, immer darauf bedacht, dass die Hände mit dem Löwenzahn frei blieben. »Geh jetzt allein weiter«, hörte sie und sah, dass das Tuch zu federleichtem Gold geworden war. Auch der Erdboden schien aus Gold zu sein. Überall waren Blumen, rote, blaue, gelbe, und über allem lag ein wunderbarer Rosenduft.

Ein jäher Schreck durchzuckte sie. Die Pusteblumenblüten waren erneut verschwunden. Sie blickte sich um, spürte, dass da irgendwo die Unendlichkeit von Zeit und Raum war, ein Weltall ohne Grenzen, voller Licht, Musik und Liebe und – Jörg ging vor ihr her. Da waren auch wieder ihre beiden aufrechten Pusteblumenblüten. Sie schwebten vor ihr und Jörg her, aber blieben an einem federleichten, durchsichtigen Stoff hängen, durch den, wie durch eine Membran, etwas aus der grossen Unendlichkeit hindurchsickerte. Was es war, konnte sie nicht erkennen. Aber es musste wundervoll, etwas Ganzes sein. Die Pusteblumenblüten fielen zu Boden, in eine Art goldenen Schlamm, nahmen die Farbe des blühenden Löwenzahnes an, verwandelten sich in einen hochlehnigen Sessel, eine Sänfte. In sie setzte sich Jörg, jetzt eingehüllt in einen Teil des durchsichtigen, weichen, fliessenden, lichten Stoffes. Barbara wollte zu ihm gehen, fühlte aber, dass sie von ihm wegschwebte, ohne Trauer, sprachlos, in einer Luft voller Klarheit, Wärme, Geborgensein und ihrer eigenen Lebensmelodie.

Barbara öffnete die Augen. Jörg und Horst waren zurückgekommen. »Er hat immer wieder versucht, blühenden Löwenzahn zu pflücken. Zwei hat er in die Hosentasche gesteckt und gesagt, er wolle sie malen. Haben Sie ihm schon einmal Farbkreiden in die Hand gegeben?«, fragte Horst. Barbara sah wieder ihre eigenen Pusteblumenblüten. Nicht ich trage sie, sie tragen, sie sind das Abbild für Geborgenwerden, Leben und Zurückgehen, woher wir kommen. Wenn einer sich sprachlich nicht mehr ausdrücken kann, könnte er dann nicht zeichnen oder malen? War das die Botschaft ihres Wachtraumes?

Man muss das Paradies malen. Kunst, hatte ihr einmal jemand gesagt, sei die Membran für Gottes Sprache. Diese Membran hatte sie gesehen, und sie war auch im Wachsein überzeugt, dass sie erlebt hatte, dass Transzendenz und menschliche Wirklichkeit dicht beieinander liegen.

Wenn Jörg noch das könnte, was er früher konnte, würde er wohl ans Klavier gehen. Nur, einmal war sie nach Haus gekommen, ohne dass er sie gehört hatte. Er hatte sich verzweifelt bemüht, eine kleine Klaviersonate von Schubert zu spielen. Aber es klang, als klimpere ein Kind auf dem Klavier herum. Wütend hatte er den Deckel zugeschlagen und war aufgestanden. Sie war froh, dass er nicht wusste, was er gerade vergeblich hatte tun wollen. Aber malen und zeichnen, das müsste gehen, das, was er sah und erlebte und worüber er nicht sprechen konnte – vielleicht würde er es mit Farbe auf Papier bringen können.

Man kann Erfahrung nicht ohne Bilder wahrnehmen.

Pusteblumen tragen – uns.

Es wächst etwas

Am Nachmittag, als Jörg in seinem Lehnstuhl auf der Terrasse saß, die Katze auf dem Schoß, und schlief, fuhr Barbara in ihre Wohnung. Frau Höhn würde da sein und großen Hausputz veranstalten. Sie musste jetzt allein sein, versuchen, ihre Erinnerungen aufzuschreiben und zu ordnen. Heute früh noch hatte sie sich völlig hilflos gefühlt. Jetzt war sie überzeugt, etwas Großes zu wissen. Seit ihrer Jugend war in ihr eine Sehnsucht gewesen, Erfahrungen zu machen, durch die sie hinter die Dinge dieser Welt blicken könnte. Es war ihr nicht darum gegangen, Gott persönlich zu begegnen. Sie wollte etwas finden, von dem sie wusste, dass es da war, ohne dass sie dies benennen konnte, ein Leben, das durchdrungen war von einer anderen Welt. Sie hatte viel über Meditation und Kontemplation gelesen und sich darin geübt. Das, was sie suchte, hatte sie nicht gefunden. Später nahm sie an Seminaren teil, in denen mit dem ganzen Körper gebetet wurde, hatte einfach lange gesessen und geschwiegen und sich manchmal von Liebe durchströmt gefühlt. Danach hatte sie sich wunderbar wohl gefühlt, auch leicht und zum Lachen aufgelegt. Aber das alles hatte ihr Bedürfnis, etwas Großes, Wunderbares, eben das alles durchdringende Geheimnis zu erleben, nicht befriedigt.

Sie war viele Tage auf dem Jakobsweg in Spanien gewandert, erinnerte sich noch an die Schmerzen in ihren Füßen, an den fast endlosen Horizont über der »meseta«, die gelben Kornfelder und die romanischen Kirchen. Aber auch dort hatte das große, überwältigende Erlebnis, von dem sie geträumt hatte, nicht stattgefunden. Geblieben war nur die Neugier und gleichzeitig die Gewissheit, dass das, was sie suchte, wirklich vorhanden war.

Seit sie keiner regelmäßigen, bezahlten Arbeit mehr nachgehen musste, hatte sie sich ganz fest zweimal im Monat einen Tag frei gehalten und war, ohne dies groß zu planen, mit der nächstbesten S-Bahn ein paar Stationen aus der Stadt hinausgefahren und dann einfach in Richtung des nächsten Bahnhofs gegangen. Sie musste dann mit niemandem reden, konnte Pause machen, wann sie wollte, sich ins Gras legen und in der Sonne schlafen. Meist hatte sie einen Text, der sie in letzter Zeit angerührt hatte, und ihre Taschenbibel mitgenommen und es dem Zufall überlassen, welcher Vers oder welcher Satz ihr beim Durchblättern auffiel. Das war dann sozusagen ihr Mantra für den Tag gewesen. Oder sie war einfach gelaufen, ohne etwas Bestimmtes zu wollen oder darüber nachzudenken, einig mit dem Augenblick, dem Vorrecht der Kinder und der Verliebten.

Auch seit sie mehr und mehr mit Jörg zusammen war, hatte sie an der Tradition dieser Tage festgehalten. Jörg war dann in die Uni-Bibliothek gegangen, wohl mehr, um alte Bekannte zutreffen, als wirklich einem Thema nachzugehen. Aber sie waren auch oft zusammen gewandert. Doch das war anders als ihre Pilgertage, wie er das nannte. Meist hatte dabei vor allem er geredet, und sie hatte gern zugehört, hatte ihn häufig über sein bisheriges Leben, von dem sie nicht allzu viel wusste, befragt, und er hatte wortreich geantwortet. Wenn sie stehen blieb und sagte: »Schau, wie schön diese Blume blüht« – oder: »Diesen Blick auf den Turm habe ich so noch nie wahrgenommen«, blickte er sie an und lächelte: »Immer noch eine Träumerin...?«

Vielleicht war das Große und Überwältigende dieses Lachen und dieser Satz gewesen?

Jörg hatte früher gern und gut Klavier gespielt. Häufig waren sie beide in Konzerte gegangen, hatten zusammen auch ein Abonnement bei den Philharmonikern. Seit geraumer Zeit wollte er aber nicht mehr hingehen. Es war, als wenn ihm die vielen Menschen und der ungewohnte Raum Angst machten. Vor einem halben Jahr wollten sie zu einem Mozart-Konzert fahren. Sie waren bis zum Eingang der Philharmonie gekommen – dann war er nicht dazu zu bringen, hineinzugehen. So waren sie umgekehrt, hatten zu Hause noch eine Flasche Wein getrunken und Musik von einer CD gehört.

»Es war ein schöner Abend«, hatte er gesagt. Dass sie in der Stadt, bei der Philharmonie, gewesen waren, hatte er vergessen.

Sein Interesse an Malerei war kein emotionales, sondern eher ein intellektuelles. Er war viel in Ausstellungen gegangen, hatte sich aber länger nur vor Gemälden aus dem Mittelalter und manchmal vor Landschaftsbildern aus dem 19. Jahrhundert aufgehalten. Als sie sich kennengelernt hatten, Barbara erinnerte sich daran noch genau, hatten sie schnell festgestellt, dass sie beide Bücher liebten und gern darüber redeten. Nur: Wandern und Lesen war ihm schon seit längerem nicht mehr möglich.

Wieder dachte Barbara an ihre Erfahrungen in der Stille, wo Strukturen verschwinden, das Über-Ich mit seinen oft unsinnigen Botschaften sich auflöst, Licht und Töne erlebbar werden und immer wieder Farben kommen und gehen. Ob Jörg jetzt das gleiche erfuhr? Könnten nicht in der tiefsten Nacht, wo Erinnerungen, der Verstand oder Worte nicht mehr existierten, die Augen und Gefühle hellsichtiger und durchdringender werden? Waren nicht auch Endorphine Teile der Schöpfung und vielleicht dazu da, den Weg in die Transzendenz zu finden?

Nachdem Barbara am Abend in ihre Wohnung zurückgekommen war, versuchte sie, alle ihr bekannten Menschen anzurufen, die sich mit Kunst- und Musiktherapie beschäftigten.

»Erzählen Sie mir bitte, was das Ziel Ihrer Arbeit ist«, bat sie. Meistens bekam sie zu hören, dass die eigene Arbeitsweise eingebettet sei in einen therapeutischen Weg. Durch das Medium Malen sollten Hemmungen oder Blockierungen abgebaut und dadurch Veränderungen im seelischen Erleben angeregt werden. Im Malen, Zeichnen, Bildhauern zeige sich, wo der Mensch stehe und im Gespräch darüber erhielte das »Produkt« für die Kranken und ihre Therapeuten einen Sinnzusammenhang. Und Musik, wenn einer nicht mehr zuhören könne oder ein Instrument spielen könne? Da bliebe, sagte man ihr, noch immer der Rhythmus und die alten vertrauten Kinderlieder. Ziel sei es, den Alltag und das Leben besser bewältigen zu können.

Und wie rege man so etwas an, fragte Barbara immer wieder. Man probiere, auf welche Mal- oder Musiktechniken die Patienten ansprächen, unterstütze sie und gebe sozusagen eine Struktur vor, an der sich die Kranken orientieren könnten. Barbara erinnerte sich an Selbsterfahrungsgruppen, an denen sie teilgenommen hatte, wo die Teilnehmer trommeln, malen oder mit Orffschen Instrumenten Geräusche erzeugen sollten. Sie selber hatte dieses Sollen nie gemocht.

Was sie denn wolle, fragte man sie. Sie suche jemanden, der sich mit Alzheimer-Kranken auskenne, aber keine klassischen Therapeuten, sondern eher jemanden, der in der Lage sei, ohne jede Vorgabe und ohne jedes Ziel einen Ort für innerseelische Vorgänge zu schaffen, ohne irgendwelche Versuche, Leistungen zu erzeugen.

Beim fünften Gespräch erinnerte sich die Angerufene, sie habe von einer jungen Malerin gehört, die sich in der Tat intensiv mit der Kunst von Menschen mit Demenz beschäftige. Sie habe bei ihrer verwirrten

Mutter beobachtet, dass diese in ihrem kleinen Atelier einfach angefangen hätte, ohne jegliche Anleitung, zu malen und zu zeichnen. Dabei seien angeblich richtige Kunstwerke entstanden.

Barbara versuchte, an die Adresse dieser jungen Frau heranzukommen. Am Spätnachmittag hatte sie Glück. Als sie die Stimme hörte, wusste sie, dass sie am Ziel ihrer Suche angekommen war.

Am Abend fuhr sie zu Jörg, sehnlichst von Frau Höhn erwartet. Heute habe der Herr Börner sie nur immer wieder mit «Mutti» angeredet, nach ihr gerufen und sie gesucht. Mutti war Jörgs Mutter, von der er immer gern und viel erzählte, als sie sich kennengelernt hatten. Sie war in Franken aufgewachsen und hatte nach München geheiratet. Bis in ihr hohes Alter habe ihre Familie sie damit aufgezogen, dass sie kein richtiges P oder T sprechen konnte.

Immer wieder sei er im Garten herumgelaufen und habe sie dort gesucht. Dann wieder habe er im Lehnstuhl gesessen, geschlafen und diese schwarze Hexe gestreichelt.

»Sie meinen die Katze? Sie ist doch in Wirklichkeit eine schwarze Fee.«

Frau Höhn sah sie etwas entgeistert an. Sie mochte keine Katzen.

»Na, ja, wenn sie Ihnen beiden gut tut…«

»Tut sie«, sagte Barbara lachend und ging zu Jörg, der sie regungslos anstarrte.

Seit langer Zeit sagte er wieder einmal einen ganzen Satz: »Garten, aber dieser Mann hat mich nicht gelassen.« Dieser Mann war offensichtlich die energische Frau Höhn.

Sie küsste ihn und streichelte seinen Kopf. »Morgen arbeiten wir zusammen im Garten.«

Es wächst jetzt etwas.

Wir sind angefüllt von Farben

Am Nachmittag läutete es. Eine junge Frau stand vor der Tür.

»Ich bin Lisa. Die Malerin.«

Sie trug einen großen Rucksack auf dem Rücken und lachte. Die Art, wie sie Jörg die Hand gab, war völlig unbefangen.

»Ist das Ihr Lieblingsplatz?«

Jörg antwortete nicht, aber er sah sie aufmerksam an. Und versuchte dann aufzustehen, so, als wolle er ihr seinen Platz anbieten.

»Bleiben Sie ruhig sitzen. Ich schiebe Ihnen sogar noch einen Tisch neben Ihren Lehnstuhl, weil ich Ihnen doch etwas mitgebracht habe.«

Als Lisa den Tisch ans Fenster gerückt und ein großes Stück Packpapier darauf gelegt hatte, leerte sie ihren Rucksack mit allen möglichen Malutensilien und verschiedenen merkwürdigen Gegenständen darauf aus. Dann setzte sie sich auf einen Hocker neben ihn. Jörg schaute auf den Tisch, zunächst fast gleichgültig, dann aber nahm er ein paar Steine und legte sie nebeneinander. Lisa saß einfach da und schaute zu. Jörg ergriff eine blaue Wachsmalkreide, drehte sie mehrfach um und probierte sie dann auf dem Papier aus.

Dann nahm er eine andere und versuchte es auch mit dieser.

Lisa sagte kein Wort.

Jetzt nahm Jörg einen roten Farbstift und malte einen großen roten Fleck auf das Papier. Dann legte er den Stift beiseite und schaute angestrengt auf das Farbwesen und kritzelte mit einem gelben Stift ein kleines Wirrwarr neben den roten Fleck, legte den Stift weg und wiederholte die Kritzelei mit anderen Farben. Als er den grünen Stift ausprobierte, wurde er plötzlich ganz aufgeregt und malte damit einen Hof um den roten Fleck. Nach ein paar Minuten lehnte er sich in seinem Stuhl zurück, sah die beiden Frauen an und lächelte.

Lisa lächelte zurück, sagte aber noch immer nichts.

Ein paar Minuten später stand sie auf und bedeutete Barbara, ihr in die Küche zu folgen.

»Wir lassen ihn jetzt allein. Er muss jetzt seine Ur-Erinnerungen finden«, sagte Lisa. »Meist sind sie verschüttet, von irgendeinem Über-Ich in die innere Ecke geschoben. Kinder haben es da leichter, sie sind lange ganz bei sich selber und verfügen dabei unmittelbar über ihr Ur-Wissen und Ur-Wesen.«

»Ich glaube, er hat in seinem Leben nie gezeichnet oder gemalt«, dachte Barbara laut nach. »Vielleicht einmal als Kind oder in der Schule.«

»Wie die meisten Ihrer Generation. Und wahrscheinlich hat es Ihnen beiden auch keinen großen Spaß gemacht, weil Sie meist nach irgendwelchen Vorgaben haben arbeiten müssen. Umso aufregender ist es, wenn man bei Dementen entdeckt, dass sie dann, wenn niemand etwas von ihnen will, über einen unglaublich expressiven Ausdruck verfügen.«

»Ich habe etwas Ähnliches in Selbsterfahrungskursen gemacht. Dort sollten wir auch einfach etwas malen oder zeichnen…«

»Und dann sollten Sie sagen, was und warum Sie etwas gemalt hatten.«

»Ja«, erinnerte sich Barbara. »Ich fand das ziemlich ärgerlich und habe dann absichtlich nur noch Landschaften und Bäume gezeichnet.«

»Demente haben es da bei mir besser. Ich frage nie, was meine Patienten gemalt haben, sondern bewundere nur. Wenn wir anfangen, ihnen etwas beibringen zu wollen, sozusagen die Strukturen unserer Leistungsgesellschaft auf sie übertragen, werden sie hilflos. Trinkt Ihr Mann gern Kaffee?«

»Nein, lieber Tee, und Sie?«

»Gern Kaffee, aber nur, wenn Sie ihm einen Tee machen. Er wird nicht lange mit den Farben beschäftigt sein, nicht weil er nicht will, sondern weil es anstrengend ist, in sein Inneres hinabzusteigen.«

Als die beiden Frauen mit Tee und Kaffee zu Jörg zurückkehrten, saß er ruhig in seinem Lehnstuhl und schlief. Vor ihm lag eine Collage, die Barbara zutiefst berührte. Jörg hatte in sein Bild ein paar von den

Gegenständen gelegt, die Lisa mitgebracht hatte, unterschiedliche Steine, kleine trockene Äste und bunte Wollfäden. Dazwischen hatte er rote Striche, Verbindungslinien gemalt. Wenn Kunst das ist, was uns berührt, dachte sie, dann war Jörg ein Kunstwerk gelungen. Das war nicht nur irgendeine Hinschmiererei, ein Gekritzel oder ein krankhaftes Chaos. Sie meinte zu spüren, dass er, ohne einen gedanklichen Filter, ohne Vorgaben von irgend jemandem, etwas geschaffen hatte, das sie berührte und das sich aus seinem tiefsten Inneren nach außen gedrängt hatte.

Sie merkte, dass Lisa sie aufmerksam ansah. »Können Sie Unordnung aushalten?« Barbara lächelte. »Ordentlich war vor allem er, nicht ich.«

»Dann lassen Sie alles liegen. Passen Sie nur auf, dass Ihre Katze nicht auch anfängt, künstlerisch tätig zu werden.«

»Und warum nicht?«, fragte Barbara. »Ich habe oft das Gefühl, dass die beiden sich besser verstehen als er und ich einander. Oft habe ich das Gefühl, dass sie wie zwei Seelen sind, die miteinander spielen und sich so ohne jede Konventionen berühren.«

Jetzt schaute Lisa erstaunt auf Barbara. »Dann bin gespannt, was ich hier morgen vorfinde.«

Als Lisa gegangen war, wachte Jörg auf. Er ergriff seine Teetasse und trank sie auf einmal aus. Die Gegenstände und die Farben schaute er nicht an. Er stand leicht und sicher auf, ging mit seinen kleinen Trippelschritten durch den Raum in den Flur und versuchte, eine Jacke anzuziehen. Barbara wusste, dass er laufen wollte. »Spazieren gehen?«, fragte sie ihn.

Er nickte und nahm plötzlich den Einkaufsbeutel, der an einem Haken im Flur hing von der Wand.

»Willst du etwas einkaufen?«

»Nein, finden.«

Barbara verstand ihn nicht. Aber sie wusste, dass er nicht antworten könnte, wenn sie ihn fragen würde, was er denn suche. Ein fröhlicher Verdacht kam ihr plötzlich. Sie öffnete die Haustür und ließ ihn vor sich hinausgehen. Ohne sich nach ihr umzusehen, ging er, für seine Verhältnisse schnell, auf die Straße und zielstrebig zu der Grünanlage. Angestrengt blickte er auf den Boden und bückte sich plötzlich schwerfällig. Er hob Steinchen auf, Blätter und ein weggeworfenes Bonbonpapier. Dann lief er weiter, ohne sich nach ihr umzudrehen, versuchte auch, von einem Busch ein paar Zweige abzureißen. Nach etwa fünf Minuten drehte er sich um und schlurfte zielstrebig zu seinem Haus. Barbara folgte ihm, öffnete die Haustür und ließ ihn eintreten. Er bewegte sich geradewegs in das Wohnzimmer und kippte den Inhalt des Einkaufsbeutels auf den Tisch, auf dem noch Lisas Gegenstände, Farben und ein großer Zeichenblock lagen. Er setzte sich auf den Hocker, auf dem Lisa gesessen hatte, und fing an, die mitgebrachten Blätter und das Bonbonpapier auf dem Papier hin- und herzuschieben. Dann nahm er eine blaue Wachsmalkreide und malte einen Rand um die Blätter, und mit einer braunen Kreide begann er einen Bilderrahmen zu zeichnen.

»Schön?«, sagte er nach einiger Zeit.

»Ja, wunderschön«, antwortete Barbara und streichelte seine Hand.

In der Nacht war er sehr unruhig. Barbara hörte ihn die Treppe hinuntergehen. Nach etwa fünf Minuten folgte sie ihm. Er stand neben dem Tisch mit Lisas und seinen Farben, Blättern und Steinen und versuchte ein neues Bild zu gestalten. Barbara wusste, dass er sich irgendwann auf seinem Lehnstuhl niederlassen und wahrscheinlich einschlafen würde, vielleicht aber auch auf der Couch, die Peter und sie ihm vor einiger Zeit in das Wohnzimmer gestellt hatten. Sie hatten ihm eine Webpelzdecke daraufgelegt. Meist war er noch in der Lage, sich selber zuzudecken, manchmal tat sie es. Wenn dann die Katze kam und sich in seine Armbeuge legte, schlief er bis zum Morgen.

»Stellen Sie ihm doch einen Tisch mit Malutensilien vor das Fenster in seinem Schlafzimmer«, riet Lisa, als Barbara ihr am nächsten Tag die neuen Bilder zeigte und erzählte, was vorgegangen war. »Und achten Sie darauf, welche Farben er aussucht. Die braucht sein Unterbewusstsein vorrangig.« Dann sagte sie nachdenklich: »Ist es nicht unser lebenslanger Traum, ohne Konventionen, gleich welcher Art, leben zu dürfen? Offensichtlich hören wir nie auf, uns weiterzuentwickeln.

»Weiterzuentwickeln?«, fragte Barbara. »Ich höre und lese immer, dass Alzheimer-Kranke so viel verlieren…«

„Jede Raupe muss etwas, wohl auch unter Schmerzen, verlieren, um ein Schmetterling zu werden. Sie weiß auch nicht, warum das mit ihr geschieht.«

Barbara sah sie aufmerksam an. »Es tut nur weh, dass ich mit ihm darüber nicht mehr sprechen kann.«

»Doch, das können Sie«, antwortete Lisa. »Setzen Sie sich einfach neben ihn und tun Sie das gleiche wie er, nicht sprechen, etwas tun, einander anschauen. Ich habe einmal eine gute halbe Stunde neben einer alten Frau gesessen und wie sie den einzigen Satz gesprochen, den sie noch sagen konnte: ›Komm, Herr Jesu, sei du unser Gast.‹ Nach einiger Zeit fiel sie mir in die Arme und lachte beglückt, nahm Farbpigmente aus einem Glas und streute sie über den Tisch und malte mit den Fingern darin herum. Ich habe das Photo davon bei einer Ausstellung gezeigt und dabei gemerkt, dass es vielen Menschen sozusagen die Sprache verschlug. Aber so etwas kostet natürlich Zeit.« Barbara schluckte. Wie lange würde sie diese haben?

Lisa schien zu merken, wie ihr zumute war. Sie legte den Arm um sie und sagte nur: »Die Welt ist immer voller Farben, auch wir.«

Fenster voll von Ferne

Lisa kam jetzt jeden zweiten Tag. Barbara hatte sie gefragt, ob sie Jörg nicht in ihre Werkstatt fahren sollte, wo auch andere Alzheimer-Kranke arbeiteten. Lisa hatte abgewinkt: »Ich denke, das muss nicht sein. Vielleicht, wenn ich dort eine Ausstellung habe. Aber lieber machen wir eine kleine Ausstellung hier.«

Barbara musste wohl etwas dümmlich ausgesehen haben, denn Lisa lachte laut. »Sie haben mir doch erzählt, dass Herr Börner viele Freunde hat oder hatte, die jetzt kaum mehr kommen. Sie werden sehen, dass es ihm Spaß machen wird, ihnen etwas von sich zu zeigen. Wichtig ist nur, dass Sie alles so herrichten, wie er das von früheren Ausstellungseröffnungen her kennt, auch mit einem Glas Wein und ein bisschen was zu essen. Ich lade dann noch ein paar Menschen aus meinem Bekanntenkreis ein und, wenn Sie wollen, fragen Sie auch Ihre eigenen Freunde. Nur nicht zu viele, denn das würde Herrn Börner verwirren.«

Barbara merkte plötzlich, dass sie Angst hatte. Würden die Freunde nicht einfach hinter vorgehaltener Hand lachen oder nicht glauben, dass er das alles geschaffen hatte?

Lisa schien ihre Gefühle zu erraten. »Die Bilder Ihres Mannes sind wirklich wunderbar, und meine Bekannten werden das sofort erkennen. Es wäre ja auch für mich gut, mit dem Namen Ihres Mannes für meine Arbeit ein bisschen Reklame zu machen. Nicht für mich, aber für das, was ich mache.«

»Also, wann machen wir die Ausstellung und wo?«, fragte Barbara. Lisa hatte sie an ihrem »Helfersyndrom« gepackt. Aber ihr blieb fast der Atem weg.

»Wir brauchen sieben gute Bilder oder Collagen. Ich bin ein bisschen abergläubisch. Sieben ist eine gute Zahl. Und dann nehmen wir noch fünf Bilder von anderen Menschen aus meiner Werkstatt dazu. Und holen auch eine, aber wirklich nur eine Journalistin, die an meiner Arbeit interessiert ist. Nur, lassen Sie zunächst die Kinder und Enkel weg. Die haben noch mehr Angst, sich zu blamieren, als Sie, obwohl: Sie werden sehen, es geht alles gut. Übrigens, Ihr kleiner Nachbar Sven, der sollte kommen!«

Sven der Katzenfinder. Seit Jörg Bilder gestaltete, kam Sven immer dazu und malte mit.

»Wir werden ihn fragen, welche Bilder von seinem Onkel Jörg wir ausstellen sollen. Und dafür dürfen dann auch drei Bilder von ihm dabei sein. Er ist ein begabter kleiner Kerl. Sie brauchen eigentlich nichts tun, nur das Haus ausstellungsreif machen und die Einladungen, die ich Ihnen gestalte, verschicken. Schaffen wir es in zwei Wochen?«

Barbara holte tief Luft. Aber Lisa hatte recht. Wenn sie schon so eine verrückte Idee hatten, dann musste sie schnell umgesetzt werden. Sie ging in die Küche, weil sie jetzt dringend einen starken Tee brauchte. Als sie mit drei gefüllten Tassen zurückkam, saß Lisa neben einem strahlenden Jörg. Er zeigte mit der Hand auf die entlang der Zimmerwände aufgestellten Bilder.

»Meine Bilder«, sagte er ganz klar und: »Berni und Ludwig sollen kommen, und…und…«

In dieser Nacht schlief Barbara kaum. Auf was hatte sie sich bloß eingelassen, und was mutete sie Jörg zu? Erst gegen Morgen übermannte sie der Schlaf. Sie wachte auf, weil sie gemeint hatte, eine Stimme zu hören, die immer wieder sagte: »Das kleine Stück zwischen gestern und morgen ist das einzige, was wir haben.« War das Jörg gewesen? Sie stand auf und blickte in sein Zimmer. Er lag ruhig in seinem Bett und schlief. Dann musste es im Traum gewesen sein. Aber sie konnte sich nicht mehr daran erinnern, was sie wirklich geträumt hatte.

Ja, man muss das kleine Stück zwischen gestern und morgen leben. Könnte es nicht sein, dass Jörg alles dies wusste, wenn auch auf eine andere Weise als vor seiner Krankheit? Sie wusste nicht, ob er noch so wie sie fühlte. Das hatte sie auch bei Mutter nicht gewusst. Und doch, wenn es das Paradies im Niemandsland gab, dann musste sie jetzt danach leben. Sie sah oft, dass er immer wieder in weites Land schaute und dass in seinen Augen, auch wenn sie oft wie tot waren, ein unendliches Glück lag. Es waren schauende Fenster voller Ferne. Glaubte sie denn nicht längst, dass es so etwas wie den Einbruch einer Macht, die größer war als alles, was sie denken konnte, in die Wirklichkeit von Alzheimer-Kranken gab? Galt nicht gerade für diese, dass sie, Sprache und Verstand hinter sich lassend, sich endlich öffnen konnten für eine Form von Gottesnähe, die nicht im Bewusstsein erkannt werden kann?

Sie stand auf und ging an ihr Notizbuch, in das sie vor einiger Zeit einen Satz geschrieben hatte, den sie irgendwo gelesen und der sie sehr bewegt hatte. »Gottesnähe«, las sie dort, »ist erreicht, wenn weder die Worte noch die Symbole, ja nicht einmal die Gesetze des Universums zählen, weil dein Herz so tief berührt wird, dass du die Wahrheit, die in dir ist, unmittelbar erfährst, in einem Zustand, der weit entfernt ist von vernunftmäßiger Einsicht oder Überzeugung.«

Und dann gab es da noch einen Brief, den ihr eine ältere Freundin zum 70. Geburtstag geschickt hatte: »Je mehr du mit deinem Verstand am Nullpunkt bist, umso stärker wächst die Erfahrung und damit die Gewissheit des ES IST. Und das ist nicht einfach ETWAS, sondern Gott.«

Damals hatte sie das nur andeutungsweise verstanden und mit Jörg über solche Dinge nie wirklich reden können. Er hatte ihr einmal gesagt, dass man nicht zu viel über Gott nachdenken solle und schon gar nicht versuchen, ihn in kirchlichen Dogmen und Vorschriften einzufangen. Sie war sich nie klar geworden, ob er nicht wollte, weil es in ihm eine gewisse Scheu gab, über Unbewusstes zu reden, oder ob ihn das Thema nicht interessierte. Aber reden war jetzt ja sowieso nicht mehr möglich, dazu war es zu spät. Geblieben war nur ein Hinschauen, Beobachten, ein Mit-ihm-Gehen. Aber davon war sie überzeugt, dass das, was sie in letzter Zeit bei Jörg erlebt hatte, mehr war als nur Chemie und Physik. Da war eine Kraft und eine Energie, die um ihn war, durch ihn hindurchging und ihn ausfüllte. Und die auch sie selber durchdrang, sogar die Katze. Sie selber nannte diese Kraft Gott, aber das war nur ein Name für das, was war und sein würde.

Die Ausstellung war ein großer Erfolg, für Jörg, für Lisa und letztlich auch für Barbara. Von den 30 geladenen Gästen waren 21 gekommen. Lisa hatte zudem einen bekannten Gerontologen als fachkundigen Gesprächspartner eingeladen. Ein langer Vortrag wäre für Jörg nicht zu ertragen gewesen. So beschrieb Lisa selber bei fast jedem der ausgestellten Bilder oder Collagen den Entstehungsprozess. Und die Menschen hörten zu, neugierig, erstaunt, hoffnungsvoll. Fast alle hatten inzwischen in ihrer Familie oder im Bekanntenkreis Menschen mit sogenannten Hirnleistungsschwächen. Was sie hier sahen, machte Mut und regte an, nicht immer nur auf die Verluste zu sehen, sondern auch auf das, was möglicherweise wuchs.

Immer wieder traten die Besucher auf Jörg zu. Sie schienen ihre Scheu verloren zu haben, einem Alzheimer-Kranken zu begegnen. Und er erkannte an diesem Tag fast alle. Er strahlte, wenn man ihm sagte, dass er großartige Bilder gemalt und gestaltet hatte und dass man ihm das gar nicht zugetraut hätte.

»Du hast nie davon erzählt, dass du selber malst«, sagten die einen. Andere klopften ihm auf die Schulter: »Toll gemacht, Jörg.« Als sie gingen, sagten einige zu Barbara: »Darf ich denn auch einmal kommen, wenn Ihre bewundernswerte Malerin bei Jörg ist?«

Lisa hatte sie auf solche Fragen vorbereitet. »Sagen Sie nur: Natürlich. Selbst wenn es nur Neugier wäre – die Menschen werden kommen und mit ihm in Beziehung treten. Es geht doch bei dem, was ich tue, immer auch um Begegnungen, die durch Kunst geschaffen werden können. Je weniger vor allem Angehörige nur auf die Verluste starren, die Demente haben, umso mehr können wir ihnen helfen, eine neue Dimension von sinnvollem Leben zu gewinnen. Was ich mache, ist keine Therapie, die Krankheit wird durch das künstlerische Tun nicht geheilt, das Denkvermögen nicht zurückgeholt, aber es wird die Schicht aktiviert, die wir sogenannten Erwachsenen zerdacht haben.«

Fenster sind immer voll von Ferne.

Geh hin, Wanderer, und lebe

Es war später Nachmittag geworden, als die letzten Gäste gingen. Frau Höhn würde das Haus aufräumen. Barbara hatte versucht, Jörg dazu zu bringen, sich auf seinem Sofa auszustrecken. Aber er zog es vor, in seinem geliebten Lehnstuhl zu schlafen. Lea hatte sich beleidigt irgendwohin zurückgezogen. Sie war so viele Menschen nicht gewöhnt.

Barbara fühlte sich wie zerschlagen. »Solange Sie da sind, gehe ich noch ein bisschen an die frische Luft. Ich muss eine halbe Stunde allein sein«, sagte sie zu Frau Höhn.

»Gehen Sie nur. Ich bleibe, solange Sie fort sind. Sie muten sich sowieso viel zu viel zu«, hörte Barbara sie durch die Staubsaugergeräusche hindurch sagen.

Als Barbara vor die Haustür trat, sprang die Katze vor ihre Beine. Um diese Zeit ging sie gern spazieren, oft begleitete sie dann auch Jörg und Barbara ein Stück Weges. Dieses Mal blieb sie fast die ganze Zeit bei Barbara.

Eigentlich sollte sie auf diesen Nachmittag stolz sein. Sie hatte Lisa zufrieden gemacht, die Besucher hatten allesamt immer wieder ihr Erstaunen ausgedrückt über das, was sie an Bildern und Collagen gesehen hatten. Jörg hatte sehr glücklich ausgesehen. Aber Barbara wusste, dass er morgen wahrscheinlich nicht mehr sagen konnte, was heute geschehen war. Vielleicht hatte er auch gar nicht mitbekommen, was wirklich war. Er war manchmal unendlich weit von ihr entfernt, auf dem Wege, einem Wege. Nur wohin?

Jörg war in diesem Jahr 80 geworden, sie selber 72. Wie lange würde sie das Beisammensein mit ihm in einem Haus noch aushalten können? Oft schon hatte sie sich gefragt, was für sie und für Jörg schlimmer wäre: Krebs, ein Schlaganfall oder Alzheimer? In ihrer Familie und in ihrem Freundeskreis war beides vertreten. Schmerzen konnte man heute lindern, aber dieses langsame Zerschnittenwerden durch eine Operation nach der anderen war nicht das, was sie gut würde ertragen können. Das Paradies im Niemandsland – war das nicht nur ein wunderbarer Gedanke, der keine Realität hinter sich hatte, allerhöchstens Chemie oder Physik? Aber dann wäre auch Gott nicht vorhanden und das Reich Gottes ein Märchen…

Fast wäre sie über Lea gestolpert. Die Katze war noch immer da. Sie war noch nie so weit mit ihr gegangen. Was war mit ihr los? Barbara bückte sich und streichelte das kleine Tier.

»Sollen wir zurückgehen, Lea?« Wie ein Blitz drehte die Katze um und raste nach Haus. Barbara folgte ihr.

Im Wohnzimmer lag Jörg ganz ruhig auf dem Sofa. Offensichtlich hatte Frau Höhn ihn doch dazu gebracht, sich hinzulegen, und war dann gegangen. Barbara setzte sich neben ihn und streichelte seine Haare und seinen Nacken.

»Komm neben mich«, sagte er ganz klar.

Barbara lächelte. Er legte seinen Arm um sie und zog sie zu sich. Das hatte er lange nicht mehr getan.

Sie legte ihre Hand unter seinen Kopf, stützte sich auf den Unterarm und berührte seine Schläfen mit ihren Lippen. »Du bist noch immer wunderbar zärtlich«, sagte er. Mit der Hand strich sie über seinen Oberarm, sein Hemd, seine Hose. Er zitterte ein wenig und streckte sich. »Lass deine Hand bei mir. Was sie tut, ist wunderbar.«

Es war, als seien keine Jahre vergangen. Sie spürte sein Glück und ihr eigenes Bedürfnis, ihn zu liebkosen. Immer wieder glitt ihre Hand über sein Gesicht und streichelte seine Haut. Dabei blickte er sie an, mit ganz klaren Augen und mit diesem unnachahmbaren Schalk, den sie lange nicht mehr bei ihm gesehen hatte. Wieder ließ sie ihre Hand langsam über ihn gleiten und streichelte seinen Rücken.

»Du bist so zärtlich«, sagte er. »Es ist wunderbar, dass du mich umarmst. Wir sind beide so alt, und wir können noch so zärtlich miteinander sein.«

Erst viel später begriff sie, dass seine Sätze völlig klar waren und er völlig ruhig war. Er spürte sie wie ein völlig gesunder Mensch.

Sie wusste nicht mehr, wie lange sie so nebeneinander gelegen, gegenseitig den Geruch ihrer Haut wahrgenommen hatten und die Wärme ihrer Körper als Schutz gegen jede Form von Kälte in sich einsogen. Sie hätte endlos so liegen können.

Irgendwann sagte er: »…mein early morning tea?« Langsam löste sie sich von ihm, stand auf und ging in die Küche, um das Abendbrot zu machen. Jetzt erst merkte sie, welches Glück es ihr bereitete, diesen Mann, den sie liebte, zu versorgen. Eine unendliche Liebe, die nicht von ihr kam, floss durch sie hindurch. Was auch immer geschieht, jetzt wusste sie: das Reich und die Kraft und die Herrlichkeit IST.

Dann ging sie zurück in das Wohnzimmer. »Steh auf, alter Faulpelz«, rief sie zu ihm hin.

Er lag auf dem Rücken und antwortete nicht. »Jörg, Abendessen.« Wieder antwortete er nicht. Sie ging an das Sofa. »Willst du keinen Tee?« Er antwortete nicht.

Er antwortete nicht mehr. Er antwortete nie mehr.

Zum Weiterlesen

Albrecht, Carl: Das mystische Erkennen, Günewald-Verlag 1982

Robert Bosch Stiftung (Hg): Demenzkranken begegnen, Verlag Hans Huber, Bern 2007

Böschemeyer, Uwe: »Gottesleuchten« – Begegnungen mit dem unbewussten Gott in unserer Seele, Kösel-Verlag, München 2007

Bolle, Geertje-Froken: Komm mal mit… Demenz als theologische und kirchliche Herausforderung, Erev-Rav Hefte, Glaubenszeugnisse unserer Zeit Nr. 5, Wittingen 2006

Eibach, Hannelore: Therapie an der Grenze. Therapie mit Sterbenden. Ein Ansatz mit Hilfe des Katathymen Bilderlebens, in: pflegen bis zuletzt, Christophoros Hospiz-Verein München

Frankl, Viktor E.: Der unbewußte Gott. Psychotherapie und Religion, Amandus-Verlag, München 1992

Ganß, Michael und Linde, Matthias: Kunsttherapie mit demenzkranken Menschen, Mabuse-Verlag 2004

Hegedusch, Eilen und Lars: Tiergestützte Therapie bei Demenz – die gesundheitsförderliche Wirkung von Tieren auf demenziell erkrankte Menschen, Schlütersche 2007

Hick, John: The fifth dimension. An exploration of the realm, One world, Oxford 1999

Jung, Carl Gustav: Visionen, in: Erinnerungen Träume Gedanken, aufgezeichnet von Aniela Jaffé, Rasher Verlag, Zürich und Stuttgart 1967

Jung, Carl Gustav: Über das Leben nach dem Tode, ebd.

Kammerer, Thomas (Hg): Traumland Intensivstation – Veränderte Bewusstseinszustände und Koma. Interdisziplinäre Expeditionen, eine Publikation des Ökumenischen Seelsorgezentrums der Universität München, 2006

Kojer, Marian (Hg): Alt, krank und verwirrt – Einführung in die Praxis der Palliativen Geriatrie, Lambertus-Verlag, Freiburg 2003

Warns, Else Natalie (Hg): Eberhard Warns: Ich will Freiheit beim Malen, EBVerlag Hamburg 2008

Wissmann, Peter (Hg): Werkstatt Demenz: Personenzentrierte Betreuung, Vincentz, Hannover 2004

Zink, Jörg: Auferstehung. Und am Ende ein Gehen ins Licht. Kreuz-Verlag, Stuttgart 1999

Bitte, beachten Sie auch die folgenden Seiten

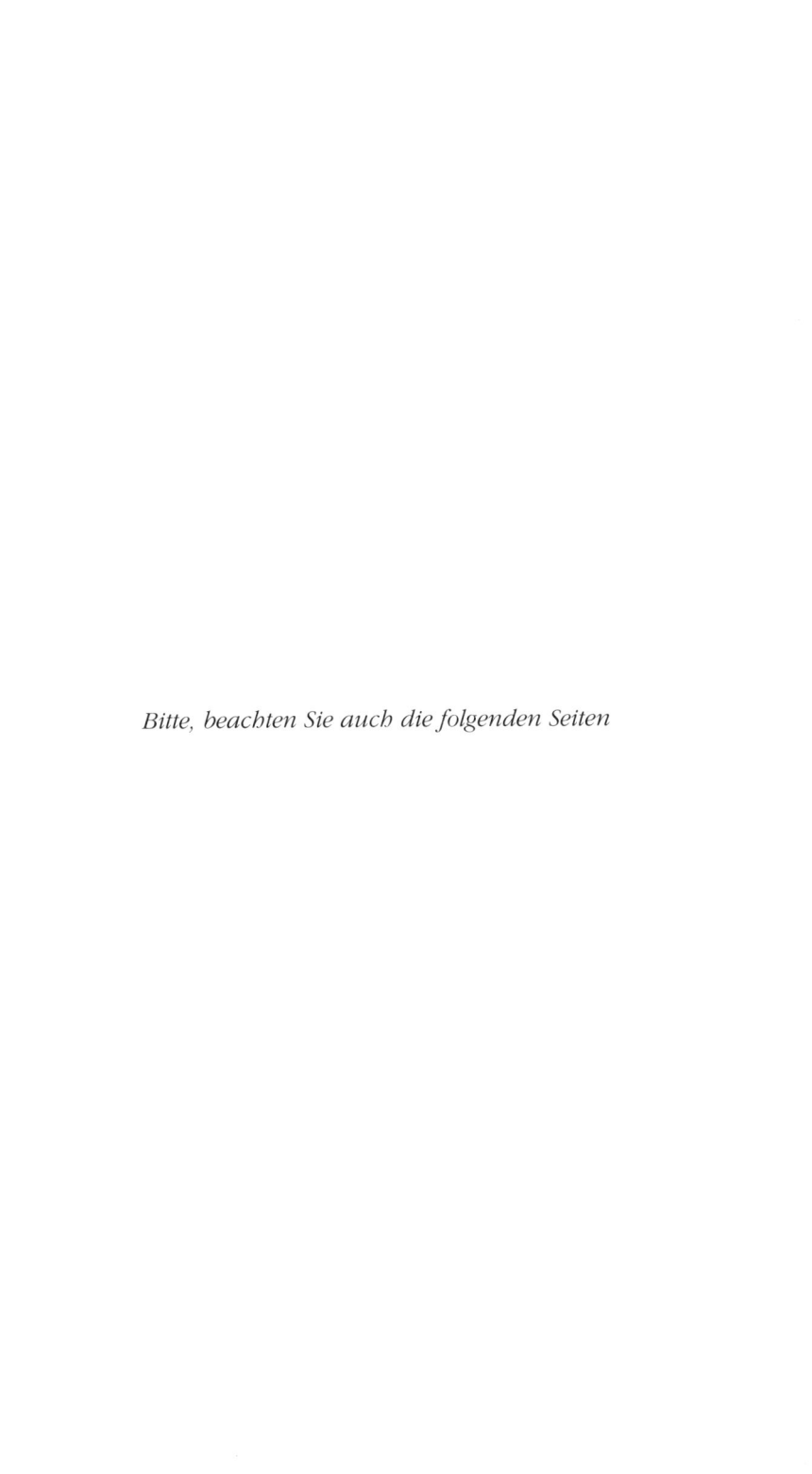

Lieferbare Radius-Bücher. Eine Auswahl

Martin Bauschke: Abraham und Aschenputtel
  Brückenschlag zwischen Bibel und Märchen
Gerhard Begrich: Gilgamsch. König und Vagant
Peter Bichsel: Möchten Sie Mozart gewesen sein?
Helmut Braun: Rose Ausländer. Zu ihrer Biographie
Wolfgang Erk (Hg): Literarisches Geburtstagsbuch
Wolfgang Erk (Hg): Viele gute Wünsche
  Literarische Annäherungen
Marcell Feldberg (Hg): Tod und Abschied. Texte zur Trauer...
Traugott Giesen: Macht hoch die Tür
  Predigten und Kolumnen für die Weihnachtszeit
Hannah Green: Ich hab dir nie einen Rosengarten versprochen
  Bericht einer Heilung
Johannes Hamel: Echt und aus Vollmacht
Peter Härtling: Fenstergedichte
Peter Härtling: Meine 75 Gedichte und zehn neue
Johannes Hempel: Evangelisches Christsein
  Kernpunkte – Erläuterungen – Impulse
Klaus-Peter Hertzsch: Chancen des Alters. Sieben Thesen
Klaus-Peter Hertzsch: Der ganze Fisch war voll Gesang
Klaus-Peter Hertzsch: Sag meinen Kindern, dass sie weiterziehn
  Erinnerungen
Walter Jens: Das A und das O. Die Offenbarung
Walter Jens: Der Römerbrief
Walter Jens: Die vier Evangelien
Walter Jens: Der Teufel lebt nicht mehr, mein Herr
  Erdachte Monologe – Imaginäre Gespräche
Klaus-Peter Jörns: Glaubwürdig von Gott reden
  Gründe für eine theologische Kritik der Bibel
Eberhard Jüngel: Beziehungsreich. Perspektiven des Glaubens
Eberhard Jüngel: Erfahrungen mit der Erfahrung
Eberhard Jüngel: Predigten 1 - 6 (*auch einzeln erhältlich*)
Otto Kaiser: Das Buch Hiob. Übersetzt und eingeleitet
Otto Kaiser: Kohelet. Das Buch des Predigers Salomo
Otto Kaiser: Weisheit für das Leben. Das Buch Jesus Sirach
Otto Kaiser: Weihnachten im Osterlicht
  Eine biblische Einführung in den christlichen Glauben
Werner Krusche: Ich werde nie mehr Geige spielen können
  Erinnerungen
Gerd Lüdemann: Das Judas-Evangelium und das Evangelium
  nach Maria. Zwei gnostische Schriften
Gerd Lüdemann / Martina Janßen: Bibel der Häretiker

Henning Luther: Frech achtet die Liebe das Kleine. Predigten
Henning Luther: Religion und Alltag
Kurt Marti: DU. Eine Rühmung
Kurt Marti: Die gesellige Gottheit. Ein Diskurs
Kurt Marti: Gott im Diesseits. Versuche zu verstehen
Kurt Marti: Die Psalmen. Annäherungen
Kurt Marti: Schöpfungsglaube. Die Ökologie Gottes
Gerhard Marcel Martin: Das Thomas-Evangelium
Gerhard Marcel Martin: Was es heißt: Theologie treiben
Elisabeth Moltmann-Wendel: Gib die Dinge der Jugend
    mit Grazie auf. Texte zur Lebenskunst
Gert Otto: Tod und Trauer brauchen Sprache
Ingeborg und Karl-Heinz Ronecker: Liebenswertes Jerusalem
    Erfahrungen jenseits von Haß und Gewalt
Martin Scharpe (Hg): Erdichtet und erzählt I und II
    Das Alte / Das Neue Testament in der Literatur
Martin Scharpe (Hg): Das Nashorn geht spazieren
    Eine lyrische Tierkunde
Henning Scherf: Gast bei fremden Freunden
    Eine Weltreise à la Scherf
Wieland Schmied: Bilder zur Bibel
    Maler aus sieben Jahrhunderten erzählen das Leben Jesu
Wieland Schmied: Von der Schöpfung zur Apokalypse
    Bilder zum Alten Testament und zur Offenbarung
Ute Schönwitz: Immanuel Nast schreibt einen Brief, aber
    Hölderlin antwortet nicht. Eine Spurensuche
Friedrich Schorlemmer: Die Weite des Denkens und die Nähe
    zu den Verlorenen. Einlassungen auf Texte des Evangelisten
    Lukas
Adelheid Skambraks: …bis der Abschied nicht mehr so weh tut
    Geschichte einer Pfarrfrau
Fulbert Steffensky: Mut zur Endlichkeit
    Sterben in einer Gesellschaft der Sieger
Fulbert Steffensky: Schöne Aussichten
    Einlassungen auf biblische Texte
Fulbert Steffensky: Schwarzbrot-Spiritualität
Fulbert Steffensky: Wo der Glaube wohnen kann
Angelika Stein: Auf der Suche nach Jacques. Erzählung
Hanna Wolff: Jesus als Psychotherapeut
Eva Zeller: Das unverschämte Glück. Neue Gedichte

    Radius-Verlag · Alexanderstraße 162 · 70180 Stuttgart
    Fon 0711.607 66 66   Fax 0711.607 55 55
    www.Radius-Verlag.de   e-Mail: info@radius-verlag.de